「意識がはっきりする時間」の謎にせまる

「終末期明晰」から読み解く生と死とそのはざま

Threshold:
Terminal Lucidity and the Border of Life and Death

アレクサンダー・バティアーニ［著］
Alexander Batthyány

三輪美矢子［訳］
Miyako Miwa

KADOKAWA

死の前、「意識がはっきりする時間」の謎にせまる

「終末期明晰」から読み解く生と死とそのはざま

ユリアーナ、レオニー、ラリッサ、
そしてサー・ジョン・C・エックルスの思い出に

――二〇二三年一月、ウィーンおよびシトケにて

死の前、「意識がはっきりする時間」の謎にせまる　目次

第Ⅰ部 「だれか」であることについて

第1章 「だれか」であり、「やがて死を迎える」ことについて

第2章 死と病、そして「わたしたちは何者か」をめぐる問い

第3章 自己の回復

第4章 ことの始まり

第II部 終末期明晰

第8章 目撃者の証言

第III部 死ぬときの心、遍在する心

第9章 白いカラス

第10章 極限状態の心と脳

第11章 死ぬときの心

第12章 死の間際の知覚

第13章 死の間際の心と記憶と視覚

第14章 臨死体験と終末期明晰を関連づける

第15章 よりよく理解する

第IV部 人格、死、意味

〈訳者・出版社より――日本語版の訳語について〉

本書のテーマである「終末期明晰」（terminal lucidity）は、本書の刊行時点（二〇二四年三月）で日本語の定訳がまだなく、「終末期明晰」のほかに「終末期覚醒」「終末期寛解」などの訳語が当てられることもあります。本書では、原著者がこの現象において、意識の単なる「覚醒」ではなく「明晰性」（意識がはっきりしている状態）を重視していること、また、身体的症状の寛解よりも精神的症状の回復に研究の力点を置いていることから、「終末期明晰」の訳語を採用しました。

第 I 部

「だれか」で あることについて

死すべきわれらは奇跡を求める
——W・H・オーデン

On Being Someone

第 1 章

「だれか」
であり、
「やがて死を迎える」
ことについて

On Being Someone,
and Yet to Die

常識の裏側にあるもの

ことわざによれば、人が死ぬとき、世界がひとつ死ぬという。だれかがここにいたこと——自意識をもち、希望や望みや理想を抱き、葛藤し、何かをなし遂げ、愛し愛されたこと——が、言い換えれば、人の生の、その人に固有の尊厳を構成するすべてが死によって消え去るのだと。それはただならぬことであり、ごくありふれたことでもある。取るに足りないことのようであり、一方で途方もないことでもある。

話を変えよう。今日、ある人が死の床についている。呼吸がしだいに遅くなり、脈が弱まり、心臓の拍動が不規則になる。そして、ややあって最後の息をする。この人に明日という日はない。来週も、来月もない。命がその幕を降ろしたのだ。そうして世界がひとつ、永遠に閉じられる。だがこの人は、あるいはこの人の世界は、冒頭のことわざのとおり永遠に消えたのだろうか？　すべては失われて、二度と取り戻せないのだろうか？　それで本当に「終わり」なのか？　本書ではこうした問いを、そのほかの多くの問いとともに論じていこうと思う。

本書でこれから語るのは、人の意識や思考、認知症、死と死にゆくことといった、現在のわたしの研究テーマにまつわる物語である。また、先の問いに関連する、驚くべき現象を目撃した人々の証言や個人的な物語も紹介する。彼らの多くは、わたしが関心を抱いている、とある終末期の現象がメディアで報じられたのを機にわたしに連絡してきた。そして、いまや鬼籍に入って久しい肉親や友人についての話をしてくれた。その死に様がとても感動的で美しかったことを、しかし、科学的にはどうにも説明がつかないのだということを。実際、それは説明がつかない。なぜなら、そうした人々の多くは、亡くなる前に心身の機能がひどく弱っていたからだ。大半は認知症か、認知症と同等の重い神経障害を患っており、そのため意識が混乱して、それ以前の人生については細かいことをほとんど忘れていた。自分の名前を思い出せない者もいた。進行性の脳の病気により、自分の私的な世界を、そしておそらくは自分がだれであるかという意識さえも、死のはるか前に失っていたのだ。そんな病気を抱えた、精神や知性の働きが何年も弱っていた患者についての話が、「感動的」で「心安らぐ」ものだとは、普通は考えにくいかもしれない。

ではなぜ、そうした患者を看取った人々の大多数が、その死を「美しい」「贈り物のようだ」、ほっとする体験だったと語っているのだろうか? 確かな証拠はないものの、病と衰弱に侵され、死を前にしても欠けることなく、安全で、保護され、堅固に守られているわたしたちの人格性——すなわち、わたしたちの中核的な自己《コアセルフ》——にかかわる何かがあった、と言うのだろうか？　彼らの多くはその死に立ち会ってから、人生には意味があると、わたしたちの、自分たちの人生には意味があるとの確信が増した、と打ち明ける。傍目《はため》には衰え、呆け、ついには命果てたかのように見えるときにも、なんらかの根源的な方法で守られて保存されている「自己」があり、自然の力か何かの存在がそれを授けてくれたように感じると、そう彼らは語るのだ。

なぜそう感じるのか。答えは、彼らの目撃した死がただならなかったから。彼らは、「終末期明晰（terminal lucidity）」、または「死の前の覚醒（lightening up before death）」と近年称される現象を経験したのだ（訳注：日本では「中治り現象」「お迎え現象」などと呼ばれる）。終末期明晰とは、知的能力を永久に失ったと思われていた患者の意識の清澄さや自意識や記憶力や明晰な思考力が、思いがけず回復したことを指す専門用語である。[1]　わたしのチームはこの現象を観察し、研究している。

それは、重い認知症やアルツハイマー病を患う人々、脳卒中などの深刻な健康危機に見舞われた人々、長いあいだ意識がないか呼びかけに反応しない人々、重度または慢性的な精神疾患により回復不能の状態となった人々に起きる現象であり、そうした人々の多く（というか、ほとんど）は、医師にも家族や友人にも回復の見込みはないと思われていた。認知症のような慢性的な神経疾患はたいてい不可逆的で、いったん発症したら元には戻らないのだ。自発的な治癒、つまり「かつての、発病前の自己の回復」は考えられず、教科書にも書かれていない。それでもなかには、わたしの友人で研究仲間であり、臨死研究の草分け的な心理学者であるケネス・リングが言うところの「奇跡の復活」を、死の間際に遂げる患者もいる。[2]

こうした現象は新しいものではない。だが、長らく呼び名すらなかった。しかもそのほとんどのあいだ、研究も理解も進まず、存在を認めようとする動きさえなかった。

この現象の報告は、古くは中世の文献に散見されるが、ずっとただの医学的な珍事とみなされていた。医療の現場で見かけることのひとつであり、報告書にときたま記されるものの、ごくまれなので科学的に注目する必要はないと思われていたのだ。研究者や臨床に携わる者ならたいていい知っていることだが、こちらの予想を裏切るような、信じがたく不思議なことというのはときおり起きる。そして実際に起きると、それらは一度きりの(ときに圧倒されるほど美しくはあるが)奇妙な出来事として片づけられるか、忘れられるか、でなければ雑談のネタになる。もしかしたらあなたも、研究会議の休憩時間や同僚とのランチタイムにその手のことを話題にしたり、パートナーや友人相手に話したりしているかもしれない。けれども、それを自分の主要な発見として学会で発表したり、ましてや論文に書いたりはしないだろう。たとえ書いて学術誌に提出しても、査読を通るとはまず思えない。

一方で、こうした出来事はときとして人を立ち止まらせ、考えにふけらせる。そうして長く考えているうちに、しだいにそれを無視していられなくなる。そしてついには本腰を入れて取り組みはじめ、場合によっては、キャリア全体の方向性にまで影響が及ぶ。本書を読んでいただければわかるとおり、それは実際にわたしのキャリアに影響を与えた。

わたしの研究仲間（にして、終末期明晰の現代の事例に関する初期の研究の共同執筆者）であり、臨死研究を早くから手がける精神医学の教授ブルース・グレイソンも、そうして立ち止まったひとりだ。ブルースの場合は、彼のネクタイに付いていたスパゲッティのソースのしみを「見た」女性患者との出会いが始まりだった。その出会いはブルースにとても大きな影響を与えたが、それは単にしみを指摘されたからではなく、その患者が、本人いわく「幽体離脱」をしていたあいだにしみを「見た」からだった。ブルースを含めた主治医の見立てでは、患者はそのとき昏睡状態にあった。事実、彼女は地元病院のＩＣＵ（緊急救命室）のベッドに横たわり、睡眠薬を大量に投与されて意識を失っていた。このスパゲッティのしみがきっかけとなり、ブルースは臨死体験を生涯の研究テーマに据えたのだ。「この半世紀というもの、わたしは、ホリーがどうやってそのスパゲッティのしみを知りえたのかを理解しようとしている」ブルースは自身の回顧録でそう振り返っている。[3]

しかしたいていの場合、そうした一度きりの体験は顧みられずにいる。同様の出来事を伝える声が目に見えて増え、報告の頻度が増したところで、人はそこに一定のパターンを見はじめ、知らぬふりをしているのはもはや道理に合わないことに遅まきながら気づく。そうして初めて、それらの声はより広い科学的関心を集めるのだ。実際、最近になって、ようやく研究者たち——フライブルクのミヒャエル・ナーム、[4]クライストチャーチのナース・モード・ホスピスのサンディ・マクラウド、（ニューヨーク州ロチェスターのメイヨー・クリニックに併設する）ロバート・D・アンド・パトリシア・E・カーン・ヘルスケア提供科学センターのジョアン・M・グリフィンの国際研究グループ、そしてブダペストのパズマニー・ペーテルカトリック大学およびウィーン大学のわたしの研究チームなど——が、終末期明晰の事例を体系的に、より詳細に調べはじめている。

過去十数年にわたり、わたしは終末期明晰とはいったい何かを理解しようとし、大量の事例報告を集めてきた。そのデータはいまも増えつつある。それでもまだ、終末期明晰は、どのひとつの事例を取っても謎に包まれている。その理由は、この現象が（臨死体験と同じく）自己の本質にかかわるなんらかの親密で実存的な、さらには精神的《スピリチュアル》な問いに触れるからにほかならない。病気、障害、そして最後に死と、さまざまな変遷をたどる人生の旅路を通じて、自己がいかに自己のままであり続けるのか、あるいはあり続けないのかは、謎のままなのだ。

したがってこれから語るのは、いまだ知られざる、より長い物語のほんの序章にすぎない。とはいえ、それはとっくに語られているべき物語であり、そしておそらくもっと大事なことに、わたしたちが耳を傾けるべき、あまたの個人の物語を含んでいる。

物語とデータ——思いがけない場所に光を見出す

この先の章で見ていくことの予習として、まずは厳密な調査研究と、その研究の個人的で経験的な側面との緊張関係について説明させてほしい。例として、あなたの事例報告書に、進行性アルツハイマー病を患う八六歳の女性が終末期明晰を経験したことを書くとしよう。報告書に書き込むのは、きっかり四つのデータ項目——年齢、性別、病名、予想外の事象（終末期明晰）だ。一方、その患者の家族は、患者が亡くなるときに実際に起きたことについて、次のようなまったく別の見方をしている。

わたしの祖母は、数年前からアルツハイマー型認知症を患っていました。祖母を介護施設に入れると決めるのは、わたしたち全員にとって、とりわけ祖母と六〇年以上連れ添った祖父にとって難しい決断でした。けれどもある時点から、祖母を自宅で介護するのは、いくら最愛の相手とはいえ、老いた祖父の手には余るようになりました。病気の末期になると、わたしが知り、愛していた祖母の面影はもうほとんど残っていませんでした。初めはわたしたちのことがわからなくなり、やがて会話がなくなって、最後は食事も食べさせてもらうようになりました。自力で食べる力がなくなったのです。それでも祖父は毎日、祖母のもとを訪ねていました。午前中と午後に一度ずつ。わたしたち家族は、毎週日曜に会いに行きました。実際には、祖母に会いに行ったというより、祖父のサポートをしに行ったと言うほうが正しいですが。そしてあの日、「奇跡」が起こりました。

病室の前に着いてノックをし、なかに入ると——祖父が愛おしそうに祖母の手を握りながら、なんと祖母に話しかけていたのです！　最初は、思わず自分たちの目と耳を疑いました。でもそれから、祖母はわたしたちひとりひとり（五人全員）に目を向けたのです。その大きく美しい瞳は見事に澄んでいました。忘我と無気力の濁りは、あの「死んだような目」は消え、代わりに澄みきった、生気に満ちた表情がそこにはありました。きらきら輝く水面《みなも》のような。あれほど美しいものはちょっと思いつきません。この一年というもの、わたしたちがだれだかわからなかった祖母が、会いに行っても反応さえしなかった祖母が、家族ひとりひとりを名前で呼んでいるなんて。それまでの祖母は、手を握られたらぱっと離していました。おそらく刺激に対する無意識の反応だったのでしょうが、その日はしっかりした明瞭なドイツ語で、「戻ってこられて」うれしいと、わたしたちに会えてうれしいと言ったのです。

それから祖母は、愛おしげに夫を、つまり祖父を見つめると、おじいちゃんをくれぐれもよろしくね、とわたしたちに言いました。あの大きな家でひとり暮らしをするのは大変だから（当時、祖父はわたしの母が育った大きな家に住んでいました）、身のまわりの世話をしてくれる人が必要だとも言いました。祖父が少し前に家政婦を雇ったことをわたしたちが話すと、祖母はこうぴしゃりと返しました。「そうなの、じゃあ教えてくれればよかったのに！」（祖母には家政婦のことを話していませんでした。会話どころか、話しかけることも一日前までは考えられなかったのです）。ですがいまの祖母は、わたしたちの言葉を明らかに理解しており、話を聞いて安心したようでした。祖母が祖父の手を取ったので、わたしは祖父の顔を見ました。太い涙がいく筋もその頬を伝い落ちていました。嗚咽をこらえながら、祖父は絞り出すように言いました。「愛しているよ」。すると祖母は、「わたしもよ」と答えました。そのときの祖父を見つめる祖母の目といったら……これを書きながら、わたしも泣いています。あの日、祖母の目に宿った明晰さ、切迫した思い、そして愛情が、いま見ているかのようにありありと思い出されるからです。

こうした会話は二〇分から三〇分ほど続きました。それから祖母はまた横になり、じきに眠りにつきました。わたしたちは面会時間の終わりまでもう半時間ほど祖母のもとにとどまり、その後、そっと病室をあとにしました。祖父はわたしと腕を組んで病室を出ましたが、二、三メートル歩いたところで腕をほどき、介護施設の廊下を戻っていきました。もう一度だけ、妻にキスをするために。翌朝、病棟の看護師から電話があったとき、わたしは出る前から相手がなんと言うかわかっていました。祖母が八六歳で眠りながら安らかに逝ったという、そのことを。それは、わたしが今日まで目にしたなかでもとりわけ美しい、驚くべき、そして感動的な出来事でした。

わたしのデータベースで、この事例は「CH34」(「スイスの事例、34番」という意味)となっている。先の事例説明は、最近亡くなった神経障害患者の介護者と患者の家族、合わせて数百人に送った質問票の回答に追記する形で届いた。CH34のデータは、わたしが研究している終末期明晰の現代の事例を集めたより大きなデータベースに組み込まれ、最終的にブルース・グレイソンとの共著で二〇一九年に発表された。こうした事例のいくつかや、研究から得られた新たな発見は、本書でのちほど紹介しよう。もっとも、いま見たように、この種の体験には単なるデータではかりきれないものがある。それどころか、こうした体験に比べたら、研究者が論文や報告書で発表できることなど微々たるものだ。

CH34のデータの裏側にある物語や生きた経験は、さらにはほかの数々の事例の裏側にある物語はどうなるのだろうか？　先の報告を送ってきた（患者の）孫娘は、次のような短い私信を添えていた。「何が本当に起きたのか、あなたに知ってほしいと思ったのです。この質問票の項目では、あの日わたしたちが見たことは何ひとつ伝えられませんから」

終末期明晰の調査を始めたとき、たくさんの回答者が同じようなことを言い、また書いてきた。意外にもその声はとても多く、じきにわたしは、当初取り組んだデータ主体の手法では、何が「本当に起きた」のかをほぼ知りえないことに気づいた。そこで終末期明晰のパイロット調査を実施した数か月後、わたしは調査の参加者に、参加者自身の話もぜひ書き送ってくれるよう頼みはじめた。彼らが経験したことをきちんと受けとめて理解したいと思ったのだ。とりわけ一部の参加者から、自分の思いを吐き出せる場所が身近にないことを聞いて、彼らが見たり聞いたり感じたりしたことを書き込めるスペースも新たに設けた。

このような物語と、それら（もちろん、実際のデータも）が生と死の両面におけるわたしたちのあり方について教えてくれることが、本書の大部分を占めている。この先のページでは、そうした本書の主題に通じるふたつのアプローチを等しく見ていこう。そのふたつとは、個人にかかわるものとデータだ。どちらも片方が扱えない領域を扱い、互いに補い合っている。のちに詳しく見ていくが、物語そのものが、データをさらにともなうことで、人間の本性の忘れられた側面や、魂や、尊厳、共感、つながり、意味、そしてわたしたち自身について、このうえもなく美しい物語を語りかけているように思えるのだ。

したがって本書では、遠い故人の物語だけでなく、人生の終焉における心と自己のノーマンズランド（どちらにも属さない領域）を研究することから何を学べるか、ということにも焦点を置いている。この生まれてまもない研究領域とその裏側にある物語を掘り下げていけば、わたしのチームの集めている調査資料が、人間とは何者で、どこに属し、どんな希望を抱きうるかについての重要なメッセージをはらんでいることがわかるはずだからだ。また後半の章では、臨死研究から得た補足的な発見と、それに関連する現象の物語をいくつか紹介して論じ、これらの発見が自己や病を得た自己の運命や死と死にゆくことに対するわたしたちの理解にどう影響するのかを見ていく。物語、データ、アプローチは違っても、それらはすべて同じ方向を指しているのだ。

この研究を通じて学んだことはたくさんあるが、本書ではそのなかでも、人間ひとりひとりの生——そして死——がもつ無条件の意味深さと重要性を、確かな根拠をもとに肯定するための強力な裏づけを授けてくれるとわたし自身が考える発見について伝えようと思う。なるべくわかりやすく、専門的な術語を使わずに説明するつもりだ。この研究は現代に、わけてもいま、この時代に切実に必要とされるメッセージを提供できると信じている。終末期明晰に関するわたしのチームの研究成果を知れば、人生をいまよりもポジティブに捉えられるだろう。そしてその人生は、意味や共感、慰めや相互受容、支えや愛情、壊れに壊れた世界を修復する意志、そして——そう、とても強固で揺るぎない根拠に裏打ちされた、それゆえにさまざまな意味で病や死さえよりも強い「希望」にもとづいているのだ。もちろん、それはいまだ未完成の、書きかけの物語である。けれども本書で見ていくように、わたしたちひとりひとりの生涯の物語もまた、どれを取っても未完成で全貌などわからず、現在把握できていることはおろか、かろうじて想像できていることさえはるかにしのぐ可能性が大きいのである。

人生の物語、人生の意味、人生の終わり

愛する者の死をいかに経験し、見届けたかについて語る人々の言葉にじっくり耳を傾けていると、深いつながりの感覚が生まれる。個人と個人が真摯に向き合ったときにしか行

き着けない領域に入り込むのだ。人々はあなたに自分の人生(の一部)を進んで開示し、あなたも彼らが語るその記憶に耳を傾け、頷き、どうにかして理解しようとする。理解することにはそうした一面もある。他者の物語や記憶を注意深く聞き、また読むときに、それを「知る」のではなく「理解する」のである。すると、あなたはこんな疑問を抱く。この記憶というのはいったい何なのだろう? さらに本書でのちに論じるような、認知症などの深刻な病気に苦しむ人々の事例に接すると、こんな疑問も頭をもたげる。この人たちの記憶はいまどこにあるのだろう?

もっともたいていの人は、自分がだれであり、どんな人生を生きたのか、何を望み、愛し、耐え、手にし、なし遂げたのかを知りながら死を迎える。そしてたいていは、歳を重ねるほど経験が豊かになる。そうした物語は十分に語る価値があり、また耳を傾ける価値がある。そのひとつひとつが、ただひとりだけ——その物語を生きた人だけ——が語れる人生の証言になる。もっとはっきり言えば、わたしたちの人生それぞれが人類史の書かれざる一章であり、それぞれが人間とは何者かに対する理解になんらかの要素なり側面を付け加えているのだ。この点について、イギリスの生物学者サー・ピーター・B・メダワーとジーン・S・メダワーはこう述べている。

人間だけが、自分が生まれる前に何が起きたかを知り、自分が死んだあとに何が起きそうかを予期しながら自分の行動を導く。それゆえ人間だけが、自分の立っている場所以上の範囲を光で照らされながら、自分の道を見つける。[5]

臨床研究と、高齢者や末期患者を看《み》ている人々の個人的な証言が、ともにこの言葉の正しさを証明している。その両方からわかるのは、人生の終わりの日々は深い理解の日々でもある――やり残したことを片づけ、自分の来し方に意味を見出し、最後のひと息までその意味をまっとうする日々である――ということだ。そうしたことは可能だし、現実にも起きている。わたしもこの仕事をするなかで幾度となく目にし、また話に聞いてきた。正規の研究や事例収集の対象になるまでには至らない、けれども私的な日記には書きとめられるであろうことを。個人の体験としてひっそりと、でもだからこそ大事にされている記録やメモを。オーストリアの精神分析医ヴィクトール・フランクルは、彼が師事したジークムント・フロイトとアルフレッド・アドラーから教わった一切のことを忘れはじめたときに「本物の」精神分析医になった、とかつて記した。そのふたりではなく、自分の患者を師として見はじめたのだ。これとよく似た経験をしたという人はほかにもいるし、本書を通じてあなたにも体感してもらいたいと思っている。聞くことから学べることはたくさんある。身近な人々の話に耳を傾けることで得られることは、とても多いのだ。

生と死と尊厳

ひとつ、こんな例を紹介しよう。数年前、わたしはモスクワのとあるホスピスを訪ねた。モスクワ精神分析研究所の客員教授として、授業の一環で訪れたのだ。わたしたち――心理学者、心理療法士、医師、医学生のグループ――はホスピスの病棟を見て回ったが、あるとき、これから入る二人部屋の患者にどう声をかけるべきか迷って黙り込んでしまった。その二人部屋には、高齢の男性がふたりいた。ともに八十代なかばで、末期の膵臓がんだった。ふたりとも妻に先立たれ、子どもはなく、存命の親類もおらず、友人の大半は亡くなったか、自身も衰弱が進んで会いに来られなかった。ホスピスに移って以来、ふたりには訪ねてくる人も電話もなく、葉書一枚届かなかった。そしてわたしたちは――また彼ら自身も――ふたりの余命が長くないことを知っていた。数週間、もしかしたら数日。そんなときになんと声をかければいい？

ところが病室に入って目にしたのは、ホスピスの部屋とはおよそかけ離れた、この世とも思えないような光景だった。そこでは、男性のひとりがもうひとりのベッド脇に跪き、片手を取って慰めの言葉をかけていた。そのあいだベッドにいるもうひとりは、感謝の念に堪《た》えないといった表情で、相手の言葉にじっと聞き入っていたのだ。わたしたち「専門家」はみな言葉を失った。だれも何も言えず、また言う必要もなかった。わたしたちは視線を交わし、頷いてそっと病室を出た。ふたりがこちらに気づいていたかどうかはわからない。だが、そのとき起きていたことを邪魔する権利が自分たちにないのはわかっていた。いま振り返っても、あのとき出会った慈悲深さと、尊厳と、混じり気のない美しさを表すのにふさわしい言葉はなかなか見つからない。

しかしそこには、この仕事をしているとたびたび行き会う、また本書でもあらためて論じることになる、三つの重要な教訓があったように思う。第一に、死と死にゆくことに関して、わたしたちは注意深く、意識的に、そしてオープンに耳を傾けて観察する必要がある。データは重要だ。それは情報をもたらし、研究を導いてくれる。だが、物語はおそらくもっと重要だ。それはわたしたちの人生を導いてくれる。

第二の教訓は、人生の終末期にある人々は、いろいろな意味でわたしたちの先を行っている、ということである。彼らはもはやただの患者ではない（そもそも「ただの患者」がいるかどうかは別として）。彼らにはときに支えが必要かもしれない。料理をしてもらう必要があるし、医療面や日常生活でもおそらく助けが必要だ。身体《からだ》の痛みに対処してもらったり、着替えや入浴や食事を介助してもらったり、支援の専門家に相談したいこともあるだろう。そういうときは確かにある。けれども、わたしたちがそばにいて話を聞く準備ができていることを、彼らはいつでも知っていてしかるべきだと強く感じる。単なる義務や理屈ではなく、心から納得してわたしたちがそうすることを。彼らのために、自分自身のために、さらにはわたしたちが学んだことをのちにわたしたちから学ぶ者たちのために、わたしたちはそうする必要があるのだ。

そして第三の教訓は、意味や共感、愛情や思いやりの大事さを知るのに遅すぎることは（そして早すぎることも）ない、ということである。それはだれもが手にできて、最後の息を——その前のどの息も——吐くまでそこにあり、気づかれるのを、明らかにされるのを待っている。また、このことは死にゆく者だけに当てはまるのではない。その人のまわりの人々にとってもそうだ。家族、友人、知り合い、支援の専門職の従事者、そして研究者のだれしもに当てはまる。そしてわたしたちは、思いやりや支えや愛情の目を通してそれを見るときに、人生のかけがえのなさを感じるのだ。

自己であること

理想の世界では、わたしたちの人生の旅は、家族の愛と思いやりにあふれる子ども時代から始まり、同じくらい愛と思いやりに満ちた環境で終わりを迎える。つまり理想の世界では、わたしたちは健康なときも病めるときも、人生のあらゆる段階において、自分や他者を「何か」ではなく「だれか」として、唯一の人間として認めている。

一定のレベル――愛のレベル、あるいは個人と個人が真摯に向き合うレベル――に来ると、人の属性や外見などは問題ではなくなる。重要なのは、わたしたちが「だれ」であるか、だ。生きているときも死に瀕しているときも、わたしたちは取り替えのきかない無二の存在であり、そしてこの先見るように、それすら超えた存在であるかもしれないのだ。

この点を説明するために、わたしの心理療法の恩師に教わった話を紹介したい。オーストリアの臨床心理学者エリザベート・ルーカスは、一卵性双生児であったふたりの男性の痛ましい事例について語っている。あるとき、双子の片方が心不全で亡くなり、悲しみに暮れる家族をあとに残した。ところがその後、生き残った男性が死んだ兄弟《きょうだい》の家族を訪ねると、幼い子どもたちがそのたびに男性を避け、逃げ隠れさえするようになった。子どもたちがその目で何を見て（「お父さんと似ている」）、その心で何を感じていた（「この人はお父さんではない」）のか、考えてみてほしい。

一見すると、死んだ父親が戻ってきたかのようで、しかしそれは父親ではない。声や物腰がいくら似ていようと、やはり同じ人物ではないのだ。男性の記憶や人生の物語は彼らの父親のそれではなく、男性の「自己」は彼らの父親の「自己」ではない。単に似ているというだけでは、自己の同一性と個別性は覆せないのだ。別の言い方をすれば、代替不可能なひとりの人間として、自分が何者であるかということが重要なのである。そしてここで問われることは、弱った人々や、もはや会話ができず意識のない人々をも含めた、すべての人間の人格に当てはまる。わたしたちが発する生のサインはいずれも非常に個人的で、その人の人格性にしみついており、それゆえほかとは比較しようがない、唯一のものとなっている。人であるとはつまり、その人のなすことや外見の特徴よりもむしろ、その人の個としてのあり方にかかわっているのだ。現代神経生理学の先駆者のひとりであり、ニューロン（神経細胞）の機能に関する画期的な研究で一九三二年にノーベル生理学・医学賞をエドガー・エイドリアンと共同受賞したサー・チャールズ・S・シェリントンは、こうした自己の特徴や本質について、詩的とも言える言葉で次のように表している。

目覚めている日々は、その一日一日が喜劇や笑劇、悲劇であり、「ドラマティス・ペルソナ」つまり「自己」によって、良くも悪くも支配されている舞台である。そしてその舞台は、幕が下りるまで続く。この自己はひとつのまとまりをなしている。時間におけるその存在の連続性（ときに眠りによってしたたかに破られるが）、（感覚的な）空間におけるその不可譲の「内面性」、その視点の一貫性、その経験の秘匿性が組み合わさり、唯一の存在としての地位を自己に与えている……それは、みずからをひとつのものとみなし、他者もひとつのものとして扱う。またみずからが答える名により、ひとつのものとして呼びかけられる。法と国家は、それをひとつのものとして計画に組み込む。[6]

こうした自己の生の記録《バイオグラフィ》——つまりはわたしたちの物語——は、したがって個別的また具体的な意味でわたしたちに「属して」おり、物語に耳を傾けるべきひとつの理由もそこにある。それはわたしたちが何者で、何者になるのかを理解するのに役立つ。自分自身や他者を理解するのにも役立つ。それはわたしたちの人間らしさを証明するものであり、そのおかげでわたしたちは、出会う人それぞれの自己の物語を、記憶を、人生を深く理解できるのだ。

第 2 章

死と病、そして「わたしたちは何者か」をめぐる問い

Death, Disease, and the Question of Who We Are

認知症と自己

　とはいえ、わたしたちの多くは――家族や友人などの近しい人の身に起きたり、他人の話を聞いたりして――個人が記憶を奪われ、自身の人生の物語にアクセスできなくなる例があることも知っている。それは、認知症をはじめとした神経疾患が引き起こす無慈悲で残酷な過程であり、ゆっくりと、または突然に、記憶や知的能力や意思疎通の能力を奪われ、病気の末期になるとさらに多くを失う。

　悲しいかな、こうしたことは毎日のように起きている。生涯を通して思いやり深くほがらかそのものだった隣人が、認知症の発症とともに精神が不安定になり、怒りっぽく攻撃的になる。数年前にイタリア・ルネサンス絵画に関する広く絶賛された本を著したばかりの美術史家が、急に大きくなった脳腫瘍のせいでその分野にまつわる知識をすっかり忘れ、妻や子どもたちのこともじきにわからなくなる。あるいは家庭に一生を捧げ、愛ある心で献身的に家族を支えてきた祖母や母親が、認知症が進むにつれてわが子や孫への関心をしだいに失っていく。遠からず彼女は家族の名前を思い出せなくなり、やがては自分に子や孫がいたことも忘れてしまうだろう。

そうしたシナリオが、あらゆる文化で、あらゆる国で日々繰り返されている。アメリカだけでも、約八〇〇万人から九〇〇万人が認知症を患っており、その数はニューヨーク市の人口にほぼ匹敵する。全世界の患者数は五〇〇〇万人を超え、毎年一〇〇〇万人が新たに認知症の診断を受けている。脳腫瘍や脳卒中、また事故の影響によるそのほかの神経疾患や認知障害については言うまでもないだろう。

こうした事例は痛ましいが、さらにそこから派生する問題もある。患者の家族、患者本人、そして患者の介護者が、病気をきっかけとした個人的、実存的問いに突き当たり、孤独を感じているとの報告が多くあるのだ。なかでも介護者は、しばしば二重の苦しみに苛まれる。ひとつには、日々の生活が患者中心にならざるをえず、そのことに少なからず難しさやつらさを感じるからであり、もうひとつには、ようやく落ち着いてものを考える余裕ができたとき、静かな時間にこんな考えが頭をめぐりだすからだという。「人生ってこんなものなのか？　もしそうなら、いまの生活に、これまであったことに、何か意味はあるのだろうか？」

わたし自身、研究を通じて多くの認知症患者の家族とやりとりする機会があるが、そうした家族によると、近親者の病気は彼らの日常に影響を及ぼすばかりでなく、その日常自体に疑いを抱かせるという。彼らの多くは、目の前で進行しつつある静かな悲劇の結末に思いをめぐらせるとき、最後に残された安らぎの源――人生には意味があるという確信、魂は存在するという確信、また認知症のような病魔の猛威により、その重みや意義や純粋さがむしろ増している人間の運命への宗教的、精神的な確信――が等しくかき消され、粉々に打ち砕かれさえしたような心境に陥る。

「もしも病が、物質以外の精神的な次元がまったく存在しないかもしれないこと、あるいはその次元があまりにもろくて物質世界のなすがままでしかないことを示しているのだとしたら、非物質的で精神的なものを信じることに、どうやって慰めや癒やしを見出せばいいのでしょうか？」。そう彼らは問う。「自分の希望のもとが目の前で消えつつあるのに、どうすれば希望をもち続けられるのでしょうか？　自己なんてしょせんはただの生物学的現象にすぎないらしいことをこの目で見てしまって、どうしてそれを信じられるのでしょうか？」

こんな問いもたびたび耳にする。「これで終わりなら、人生はなんのためにあるのですか？　祖父が長い人生をかけて祖父という存在になってきたすべてが、祖父が祖父たることを証明できる最良のもの――祖父の記憶、自己、性格、個性――が病によって壊されてしまうなら、祖父はいったいなんのために生きてきたのでしょうか？　こんな状況で、わたしたちひとりひとりの人生に意味などありえるのでしょうか？」

毎日、何百万人もの患者の家族や友人が、（病気や脳損傷などの）生物学的要因により、患者のすべてが消されるかのようなさまを目の当たりにしている。何百万もの人々が、愛する人の脳のごくわずかな病理学的作用により、その人の私的な記憶の世界が徐々に失われ、さらにはアイデンティティそのものまで消えていくかのような様子を目にしている。彼らが見ているのは、自己を表す伝統的な指標——人格、発話、記憶、意識——の減退、あるいは完全な消失だ。

「お父さん、ぼくだよ、スコッティ……あなたのいちばん下の息子ですよ」
自分がこんな言葉を、こんな痛みと悲しみに満ちた言葉を口にする日が来るとは思いもしませんでした。父がもはやわたしがだれだかわからないという事実を、まだ受けとめきれずにいます。父はわたしの顔を忘れてしまいました。わたしの名前も。そしてこの忘却は、想像よりもはるかに耐えがたいものでした。（略）自分の息子をもはや思い出せない父親を愛して世話をするという、人生のこの新たな状況に対して、わたしはなんの覚悟もできていなかったのです。[1]

生と死を問い直す

認知症は、劣化した身体、すなわち「かつて人であったものの惨めな残滓《ざんし》」のほかに何も残さない病気だとよく言われる。だが、病がこの男性の父親から彼個人の私的な世界や記憶やアイデンティティを、そして（一見したところ）人格性までを奪った場合、この父親には何が残るのだろうか？　この父親の記憶は、私的な世界はどうなってしまうのだろうか？

この問いへの答えがどうであれ、それは、わたしたちの「自己」――さらにはわたしたち自身――の定義に直接関わるものになる。それではこの一連の状況は、この父親の自己やほかの自己の運命について、とりわけ死と死にゆくことについて何を語っているのだろうか？　認知症患者の人格は、自己は、神経病理学的な作用の結果として本当に修復不能なほど破壊されるのだろうか？　わたしの人格性の一体性が脳機能の一体性にそれほど依存しているなら、それは同時にわたし自身が、わたしの心が、わたしの人格が、突き詰めれば脳の産物にすぎないことの明らかな証ではないだろうか？　各種の宗教の伝統がほのめかすような「魂」の概念は、さらには「魂」の未来の運命の可能性についての議論は、救いようがなく時代遅れでナイーブだということなのか？

　こうした問いが、認知障害をともなう脳疾患の患者やその家族や友人をただ悩ませているのではないことは明らかだ。それらはまた、自己の本質についてわたしたちの多くが一般に抱いている、あるいはそうだろうと思っている考えのかなりの部分に挑んでもいる。つまりそれらは、自己の本質とは、人間の脳の驚くほど複雑な機構による産物または虚構以上のものなのではないか、と問うているのだ。

「与える者の手」のソクラテス

　精神性や宗教にまつわる伝統――世界における人間の立ち位置にかかわる理解の大部分を形作ってきた伝統――のほとんどは、わたしたちひとりひとりの内側には病やおそらく死をも超えた、不朽不滅で意味深く真なるものがあり、それが保たれていることを自明としている。そしてわたしたち人間は、自然の美しさとその危うさの両方を知りながら、それでも時空の外側には別の領域があり、自分たちがそこから来ていずれそこへ帰っていくことをどこか期待し、少なからず信じてもいる。宗教史や宗教心理学の研究によると、これは長いあいだ、人間の叡智や精神性を扱う多くの伝統において、ほぼ一様に信じられてきたことだという。よりわかりやすく言えば、そうした伝統は、「ひとりひとりの人間、つまり自己は、生物学的な力や、病気や障害や死の影響を明らかに受けているものの、それらに完全に翻弄されることからなんらかの手だてで守られている」と考えてきたのだ。
この点に関連して、イギリスの探検家で東洋学者のフレヤ・マデリン・スタークは、老いの過程と、死に近づくにつれて人の世界が縮んでいくさまを、心にしみる抑制的な言葉で表した。一方でスタークは、衰弱と死を前にした自身の宗教的な希望——彼女の言葉で言えば「与える者の手」への信頼——について、次のように書いてもいる。

時が所有という幻想を消し去り、その暗い付き人である嫉妬が褪せるにつれ、わたしたちはいよいよ自由にそこへと向かう。自分自身のもの、そうだと思っていたもの、能力、友人、愛情を失い——わたしたちはまた幼子のように受け取れるようになる。けれども、いま、与えるのは人の手ではない。わたしたちの貧しさが増すほど世界の豊かさは明らかになり、見返りなどおかまいなしに贈り物が雨あられと注がれる。それをつかむわたしたちの手は弱まるが、その代わりに、あらゆる喜びがだれかの喜びの一部となる共通の世界で、ひたすら無限の愛を受け継ぐ。そうして手からだらりと力が抜け、受容への道を戻りながら、控えの間でわたしたちは、この最後の個人のきらめきさえ消え去る暗闇に備える。その先に起きることはただ、与える者の手ひとつに委ねて。[2]

こうした希望や信頼を語ったなかで最も有名な、そしてまず間違いなく最も美しく威厳に満ちたもののひとつは、ソクラテスの言葉だろう。古代ギリシャの哲学者であり、その不屈の信念ゆえに死刑宣告を受けたことで知られるソクラテスは、死を前にして弟子たちにこんな言葉を説いたとされる。

「だが、このことだけは、諸君」とあの方は言われました、「当然考えておかなければならない。もしも魂が不死であるならば、われわれが生と呼んでいるこの時間のためばかりではなく、未来永劫のために、魂の世話をしなければならないのである。そして、もしもわれわれが魂をないがしろにするならば、その危険が恐るべきものであることに、いまや思いいたるであろう。なぜなら、もしも死がすべてのものからの解放であったならば、悪人たちにとっては、死ねば肉体から解放されると同時に、魂もろともに自分自身の悪からも解放されるのだから、それは幸運な儲けものであっただろう。しかし、いまや、魂が不死であることが明らかな以上、魂にとっては、できるだけ善くまた賢くなる以外には、悪からの他のいかなる逃亡の道も、また、自分自身の救済もありえないだろう。というのは、魂がハデスに赴くにあたってたずさえて行くものは、ただ教養と自分で養った性格だけであり、これらのものこそが、死出の旅路の始めからすぐに死者をもっとも益しあるいは害すると言われているものなのである」[3]（『パイドン 魂の不死について』岩田靖夫訳、岩波文庫より引用）

その後まもなく、ソクラテスは自身の死刑に向けた準備を始める。古代ギリシャの都市国家アテナイでは、ドクニンジンを煎じた毒薬を罪人に飲ませるという処刑方法が古くからとられていた。この毒薬を飲むと下肢から麻痺が始まり、やがて上半身に及んで低体温を引き起こす。だが毒盃をあおる前に、ソクラテスはまず、遺される家族に死体を洗う面倒をかけないように沐浴をした。最後まで人間としての尊厳を守ったのだ。

いよいよ毒薬を飲もうというとき、友人のクリトンが、葬式の希望についてソクラテスに尋ねた。ソクラテスはその機会を利用して、人の本質は肉体ではなく魂にあること、だから死体の後始末など気にしなくていいことをいま一度強調した。

「ところで、どんな風に君を埋葬しようか」（とクリトンは尋ねた）

「どうでも好きなように」とあの方は言われました、「ただし、君たちが僕を摑まえて、僕が君たちを逃れ去らないとしての話だがね」

同時に、あの方は微笑して、われわれの方を見て言いました。「諸君、僕はクリトンを説得できていないらしい。僕とは、今ここで対話をしながら、議論のひとつひとつを秩序づけて配置している、このソクラテスである、ということをね。むしろ、かれは、少し後で死体として眺められる者が僕なのだ、と思っている。だから、かれはどのように僕を埋葬しようか、などと訊ねるのだ。僕がさっきから長々と話してきたこと、つまり、毒を飲めば僕はもはや君たちのもとには留まらずに、浄福な者たちの幸福のうちへと立ち去るのだということ、この話はクリトンには無駄だったように思われる。僕としては、同時に君たちや僕自身をも慰め励ますつもりであったのだが」[4]（岩田訳）

生物学と自己――「では、魂はどうなるのか？」

だれに聞いても、これは高潔な、しかも美しい死に様だろう。ソクラテスの刑が不当であり、ドクニンジンによる死が相当にむごい死に方だった、という問題はあるにしても。

この毒は、つま先から頭部に回るにつれてけいれんを引き起こし、最後は人を窒息させて死に至らせる。ところが、ソクラテスは弟子との対話を終えると、おのれの未来の運命と向き合う。ソクラテスは死を待ち望んでおり、その死への期待は、これから起きるとわかっていたおぞましい死の苦しみを明らかに上回っていた。「もはや君たちのもとには留まらずに、浄福な者たちの幸福のうちへと立ち去るのだ」(岩田訳)

今日の西洋世界では、こうした態度はもはや当然のこととみなされない。一般的に言って、現代人は、ソクラテスよりも魂の不死を疑うクリトンにおそらく似ている。過去二世紀に起こった一連の科学革命の帰結として、またとりわけ、脳科学が飛躍的に発展した一九九〇年代の「脳の一〇年」を経て、人類はみずからの自己像《セルフイメージ》を急激に変え、それとともに生と死に対する認識も変えた。魂の未来の運命はおろか、その自律性や現実性について語ることも、それどころか、人間の魂自体について語ることもめっきり少なくなった。

科学に通じた人々のあいだでは、そうした話はナイーブで時代遅れ、さもなければまったくの眉唾ものだと考えられている。わたしたちにしても、心の話をするときに魂について語ることはもはやない。代わりに脳や生物学について語る。要するに生物学は、その最も花形の分野である脳研究は、人間とは何者かを説明するまったく異なる方法へとわたしたちを導いたのだ。この新たな自己理解の影響が見られるのは、科学界だけに限らない。

それだけではなく、自分自身の感じ方や考え方、経験の仕方、決断の仕方やその根拠について語る、わたしたちの日々の会話にもじわじわと広がっている。

たとえば、わたしたちは(少なくとも、恥ずかしながらわたしたち専門家は)、悲しみについてあまり語らない。その代わりに抑うつについて語る。グーグルに「悲しみ」と打ち込んだら、いま現在、約一九〇〇万件の結果が表示される。一方、「抑うつ」で検索したら、およそ二倍の三六〇〇万件がヒットする。このようにして、ごく普通の人間の感情がだんだんと、物理的または生物学的な概念になり、やがては生物学的な事象のひとつにすぎなくなる。

抑うつは一般に、脳内の神経伝達物質であるセロトニンの変調が原因だとされる。悲しみは抑うつの一種だから、悲しみの原因もセロトニンの変調にあると思われる。実際に、ある種の臨床的なうつ病が、(はるかに複雑ではあるが)脳内の化学的変調と関連していることがわかっている。人はもはや、ただ悲しむこともできないのだろうか? わたしたちの良心や共感は、人間同士の争いに起因する不正義や痛みに、もはや関知するつもりはないのだろうか? だとしたら、たとえば毎年、およそ九〇〇〇万人(一日につき二万四〇〇〇人)が飢餓によって命を落としており、その数はエイズとマラリアと結核による死者の総数よりも多いのだが、そのことを知ったときに感じる心の痛みや悲しみはどう扱えばいいのだろうか? 「化学的、社会的、倫理的な変調」とでも言うのか? あるいは死別はどうなのだろう？　愛する人の死を悼む思いは、単なる化学的現象と言うには軽すぎるように思える。それは愛情のきわめて人間的な表出であり、失った人がいかに取り替えのきかない無二の存在であったかを表すものだ。それでもなお、人間がなにごとかを感じ、考え、経験し、愛し、望んでいることを説明するために、わたしたちには見せられるものがある。そうした心の活動に反応して明るく光る、脳のカラフルな撮影画像だ。

科学ニュースの愛読者であれば、脳イメージングにもきっと興味があるだろう。脳イメージングとは、活性化にともなって「明るく光る」脳のカラフルな画像を生成する技術であり、脳のどの部位がどの行動や思考や感情を支えているかを表している。ご記憶の方もいるだろうが、最近、次のようなことが判明して話題になった。怒り声に反応する脳の部位はどこか。失恋した女性が悲しんでいるときに活性化する部位はどこか。コカイン中毒者の報酬反応の異常を示す活性化はどれか。社会からの排除が、身体の痛みに反応するのと同じ脳の部位をどのくらい活性化させるか。パートナーの性的な浮気を想像したときの脳の活性化パターンが男女でどう異なるか（男性は扁桃体や視床下部など、性行動や攻撃的な行動にかかわる部位がより活性化する）。また、感情的な浮気ではどうか。クモ恐怖症の人がクモについて考えるときに活性化する脳の部位はどこか。初めて本気の恋に落ちたときに活性化するのはどこの部位か。[5]

それでは、魂はどうなるのだろうか？　あなたはそう尋ねるかもしれない。すでに見たように、これは認知症などの、認知機能に障害をもつ神経疾患患者を世話する人々が多く抱く問いでもある。彼ら介護者にとって、それは単に論理的な問いでも哲学的な問いでもなく、心のなかで起きていることをどう説明するかという言葉の問いでもない。

彼らは、自分の愛する家族や友人がどこに行ったのか、どこへ行くのかを知る必要があり、また知りたいと願っているのだ。それは差し迫った、まさしく魂の生死にかかわる問いである。だがわたしたちは、そして人間のあり方を示す現代のナラティブや規範は、その問いにどう答えるのだろうか？

先ほど述べたとおり、西洋では科学への傾倒が強まり、宗教や精神性を扱う伝統が衰退した。それ以来、現代の唯物論者は、人間の感情と思考――心と自己――のみならず、意味や愛情や共感を求める気持ちまで脳の機能の産物にすぎないとみなしている。もちろん、こうした見方は、認知症などの深刻な神経疾患の惨状が一見語っているような、「人間の心は無傷の脳の機能に依存している」という考えに単純に依拠しているわけではない。それに加えて、あらゆる感情、情動、思考、選択が、対応する脳の現象に付随して生じることを示した科学研究の膨大な知見も下敷きにしている。だからこそ唯物論者は、魂の概念もまた脳の純粋な活動によるものであり、人の内なる生にはどんな追加の説明も必要ないと断じているのだ。

それでは、悲しみはただの化学的な変調なのだろうか？　愛はただの脳の活動なのだろうか？　共感はどうだろうか？　この世界や他者をいとしく思う気持ちは？　人間とは本当は何者で、なぜここにいるのかを理解したいと願う思いは？　あるいは、意味や温もりや希望や愛を感じる心は、それらを求める気持ちはどうなるのだろうか？　この枠組みには何かが欠けているように見える。唯物論の目の荒い網から、何かがすり抜けているように思える。

エストニア系ロシア人の哲学者、ヴァレンティン・トンベルクはこう述べている。

唯物論は、芸術作品にそんなことをするのはばかげている、というようなことを世界に対しておこなう。すなわち、作品の提示するスタイルやコンテクストや意味や意図ではなく、作品を構成する素材の質や量でその芸術作品を解釈するようなことである。

考えてもみてほしい。ヴィクトル・ユーゴーの詩を、それが書かれたインクや紙を化学的に分析したり、単語や文字の数を数えたりすることで理解しようとするのは、ばかげてはいないだろうか？[6]

ところが現代科学は、つまり世間で「科学的権威」として通じているものは、えてしてこの手のことをおこなう。そうすることで、「古さびた形而上学」を、人間の本質や自然界における人間の位置づけを示す別の指針か知識の源泉に置き換えようとしている。[7]研究を進めながら、わたしはよくこんなことを思った。もしもソクラテスが現代に生まれていたら、そして彼の時代のそれと同じくらい現代の科学的思考の最新事情に通じていたら、それでも良心に誓って「魂は不死である」と言えただろうか？

もちろん、ソクラテスが次の指摘をしたであろうことは十分考えられる――むしろその可能性のほうが高い。いわく、唯物論は物理的な道具を使って物理的なもの（たとえば脳の現象）だけを真剣に取り扱う、または評価するという判断がその前提にあり、そこで見出されるのはやはり物理的なものや関係だけであるはずだと。となると問題は、「何が見つかるか」ではなく、「何を見つけるか」という、その問いにあるのだと。もしもあなたがカラフルな絵を見て、そのなかの赤いものにしか目を留めないとしたら、その絵の説明は赤いもののことばかりになるだろう。しかし、そんな説明は残念ながら不完全だ。ひとつのことだけを評価するというのは、その人が存在を認めて重視するそのことだけを対象とするわけで、言うまでもなく評価としてはひどく未熟である。この点において、唯物論は確かに一種の堂々めぐりを呈している。

あるいはたとえば、生きている心（魂）の生きている脳への依存からこの議論をしたら、条件と原因の違いを考慮に入れる必要があることを指摘できるかもしれない。詩を書くには鉛筆がいるが（これは条件）、だからといって、それが「鉛筆が詩を書く」ということになるとはだれも考えまい（この場合、鉛筆は詩の原因になりうるが、原因そのものではない）。この点については、脳にかかわるある現象と、その後起きる脳機能の停止が、人間の本質や存在理由や未来の運命に関する物語を不完全ながら語っているかもしれないことをきわめて強く示唆する最近の発見をいくつか紹介したあと、本書ののちの章でまた簡単に触れよう。

ともあれ、さしあたっては、人気の唯物論がほぼなんの疑問も抱かれないまま優勢を誇り、影響力をもち続けるなか、現代人は、自分自身や自分の本質や死とどう関係を結び、それらをどう理解するかという挑戦にかつてなく直面している。そうした状況でわたしたちは、自分自身の死すべき運命を、自身の生の営みやその物語に照らしてどう意味づけるかを考えることになる。魂や人生の意味についての社会的または宗教的な合意がますます薄れるなか、これは易しくない挑戦だ。幸福な生と穏やかな死のロールモデル（あるいはロールモデルだと思えるもの）がどうあっても必要だし、人々もそれを強く求めている。とはいえ、現代のソクラテスのようなお手本はどこで見つかるのだろうか？　死ぬことを病院の特殊な部門に「アウトソース」しようとしている時代に、そうしたお手本に出会って話を聞くことなどできるのだろうか？　さらに言えば、唯物論の隆盛と、死と誠実にオープンに向き合おうとする――そしてもっと重要なことに、死にゆく人に寄り添い、ともにいようとする――人々の意識の衰退には、なんらかの因果関係があるのだろうか？

あるとすれば、人間の人格性と死すべき運命をめぐる問いは、いっそう根源的なものとなる。その問いとはこういうことだ。現代の科学的理解は、それについてどのような理論やデータをわたしたちに突きつけているのか？　心や魂にかかわる希望や不安は、それらとどのように整合性をはかるのか？　そもそも、そうしたことは可能なのだろうか？

魔法の織機

さまざまな人々がこうした問いについて考えてきた。哲学者はもちろん、ヒトの脳の研究や心の生物学的理解の研究にたずさわる、とりわけ有能で傑出した主導者たちも。神経線維の刺激伝達におけるシナプス後抑制のしくみを発見して、サー・アラン・ロイド・ホジキンとサー・アンドリュー・フィールディング・ハクスリーとともにノーベル賞を受賞した、オーストラリアの神経生理学者サー・ジョン・C・エックルスもそのひとりだ。エックルスは、脳の機能と作用を研究する傍ら、意識ある心と自己の本質について生涯にわたり問い続け、一九七七年にイギリスの哲学者サー・カール・ポパーと『自我と脳』(大村裕・西脇与作・沢田允茂訳、新思索社)を出版している。[8] この本は、現代的かつ実験的な推論にもとづく二元論のいわば宣言書であり、人間の最も深奥にある自己は、単なる生物学的現象を超えるものであることを論じている。つまり、自己――わたしたち――は超越的な存在だというのだ。

この本を読んだとき、わたしは学生だった。エックルスはすぐにわたしの学問上のロールモデルのひとりになり、わたしは彼の研究をテーマに論文を書くことにした。一九九六年、エックルスは九三歳で(その翌年に亡くなった)、人生最後の、そしておそらく最重要の本を上梓したところだった。タイトルはずばり、『自己はどのように脳をコントロールするか』(大野忠雄・齋藤基一郎訳、シュプリンガー・フェアラーク東京)だ。[9]

わたしが論文のためにインタビューをしたいと申し出ると、エックルスは寛大にも申し出を受けてくれ、わたしは彼の許可を得てインタビューをテープに録音した。長い会話の終わりに――わたしが確率の領域に関するエックルスの最近の研究と、二元論における

（心と脳の）相互作用の問題について尋ねたかったことをすべて尋ね、インタビューもそろそろ終わりだなと思ったころ——予想外の展開があった。ずいぶん時間を割いてもらったことにお礼を述べかけたとき、エックルスが一瞬口をつぐみ、こちらこそありがとう、とわたしに言った。長時間にわたるインタビューで疲れてしまったらしいことは、その声がだんだん低くか細くなり、最後はささやき声に近くなったので気づいていた。にもかかわらず、彼は話し続けたのだ。

彼は何か重要なことを言おうと、力を奮い起こしているようだった。おそろしく生産的で知的に厳密な神経科学者の人生の、知性と精神性の遺産となるような言葉を。それは実際にそのとおりだった。本書のこの先の章で紹介する、わたしのチームが現在手がける研究の中心的な考察が、次のような詩的な言葉で語られたのだ。

少し付け加えてもいいだろうか、大事なことをひとつ言い忘れていた。われわれの「意識ある自己」の謎についての話だ。知ってのとおり、わたしは研究生活の大部分をこの自己に捧げ、それがどのように生まれるのか、その未来の運命はどうなるのかを考えてきた。サー・カール（・ポパー）と書いた本のなかで、わたしは、自己とは生物学的プロセスや脳の活動の産物にすぎないとする考えに懐疑を表明している。人の実存にどんな生物学的、あるいは唯物論的な理論づけも超える謎があることを、われわれは素直に認めるべきではないかと思うのだ。そこには、生物学的なものを超えた何かを指し示している、また、形而上学的なものへのいうなれば「入り口」を暗示している、ふたつの信じがたい事象がある。

第一の事象は、わたしの誕生だ。わたしはこの人生で、わたし自身が身体と脳をともなう意識ある自己として存在していることを見出した。では、わたしの脳は自己の創造者なのだろうか？　この考えは、わたしには以前にも増してありえないように感じられる。われわれは脳の個々の作用は見つけたが、単一の自己はまだ見つけていない。オックスフォード時代の恩師、サー・チャールズ（シェリントン）の言葉を借りれば、脳とはいわば魔法の織機であり、自己がなければその手で糸をたぐる織り手もいないのだ。

第二の事象は、わたしの死である。わが意識ある実存という素晴らしい賜物に未来がないことを、わたしは本当に信じられるのだろうか？　いや、信じられない。われわれのこの驚くべき心は、謎めいた方法で脳と結びついており、人間の愛情や友情、自然の息をのむような美しさ、また先人たちの文化遺産を享受し理解することで得られる知的刺激や楽しみを経験できる。この人生は挑みがいのある冒険であり、その意味はぜひとも見出されるべきだ。そして――わたしはこのことをますます確信しているのだが――

自己が生物学的な領域とこの驚異的な道具、つまり脳の両方を超越することは、これらふたつの事象に、すなわち、生と死に刻み込まれているのである。

エックルスが「形而上学的なものへの……入り口」と口にし、生と死という人生のふたつの決定的な事象について語ったとき、彼が肉体の誕生や成長や衰弱や死滅を第一に強調していないのは明らかだった。彼が強調していたのは、自己や意識ある心が果たしている役割であり、それらが生物学と脳の両方を超越するということだった。

こうした自己の本質に関するエックルスの評価は心を打つ謙虚なものだが、一方でそうした自己観が、その生物学的な弱点とどう折り合いをつけるのかについては疑問が残る。自己の、脳の一体性への明らかな依存は、エックルスが示したような心（魂）と脳の二元論にとってもとりわけ無視できない問題である。

人間の心が本当に単なる脳の機能以上のものであるなら、神経の障害や脳内のわずかな生化学的変化によって、なぜこれほどひどく損なわれるのだろうか？　二元論者は、たとえば認知症による心的機能の低下を、あるいは次に挙げるような、心の脳への依存を裏づける地味ながら説得力のある事例を、どう説明するのだろうか？

心と唯物論

アン・クラインスタイヴァーは、ウエストヴァージニア州ミルトンの地元コミュニティで一目置かれる教師だった。敬虔なキリスト教徒でもあり、賭け事には強い忌避感を抱いていた――もとより関心もなかったが。だがパーキンソン病を発症したとき、アンは手足の震えを抑えるために、パーキンソン病患者向けの一般的な治療薬であるレキップを処方された。レキップは脳内でドーパミンに似た働きをし、なかでも動作の制御に高い効果を発揮する。一方で、この薬には独特の副作用もあった。レキップを飲みはじめたアンはギャンブルにのめり込み、ついには依存症になったのだ。

朝七時に店が開くやいなや、アンはギャンブルを始め、翌朝三時半に警備員に追い出されるまでギャンブル台でプレーし続けた。「そのあとも家に帰ってインターネットでギャンブルをしていました」。(略)ギャンブル依存症になって一年後、アンは二五万ドル以上を失っていた。退職後の備えを使い果たし、こつこつ積み立てた年金もなくなった。(略)「売れるものはなんでも売りました。(略)孫たちの小銭にも手をつけました。そうして大事なものをすべて失ったのです」[10]

この副作用を重く見た主治医がレキップの中断をすすめると、アンの手足の震えは戻ってきたが、ギャンブルへの興味はほぼ一夜にして消えた。これはアンだけに限った例ではない。特定の神経因子の影響を調べているとよく出くわすケースでもあり、そこには一定の規則性がある。「意識や心や人格の基盤は神経にある」という主張を支える、さらなる論拠を提供しているのだ。研究によると、ドーパミン作動薬を服用する患者の一〇人に一人が（薬の服用をやめるまで）ギャンブルにのめり込むといい、そうした事例の神経学的なしくみは実際に詳しく解明されている。ドーパミンは動作を制御する役割を担っているだけではなく、報酬系の調節回路の主要な構成要素でもある。そのため、ギャンブルに病的なまでの興奮を覚えてはまってしまうのだ。

すでに指摘したように、こうした事例（神経学の文献には山ほど載っている）は、心と人格がどのくらい生物学的条件に動かされているのかを、圧倒的な説得力をもって説明している。そこで残るのがこの問いである。心の脳への依存を裏づける根拠がこれほどあり、脳の活動のごくわずかな変化——毎日飲む薬が数ミリグラム増えたとか——が心にこれほど大きな影響を与えるのだとしたら、人はどうすれば魂の概念（およびその未来への希望）を、ただの希望的観測ではなく論理的整合性をもって信じ続けられるのだろうか？
さらにはこうした問いを、脳を超越する自己へのエックルスの壮大な信念とどう折り合いをつければいいのだろうか？　あるいはソクラテスの高潔な死とは？　ソクラテスはドクニンジンによって身体が弱り、四肢に麻痺が広がるなかでも、最後まで心は実在すると主張し、魂の存続に揺るぎない信念を抱いていた。いよいよというとき、ソクラテスは、もがき苦しむ自分の姿を弟子たちに見せないように布で顔を覆った。処刑者はソクラテスの命を奪ったが、彼個人の尊厳や魂は奪えなかった。奪えるものなら奪ってみよ《キャッチ・ミー・イフ・ユー・キャン》、というわけだ。

だが、弟子たちやこの世界との別れが、独立した自己——ソクラテスの「魂」——の消滅を否定するものではないとしたら、それと正反対の展開を見せる認知症のようなケースはどう考えればいいのだろうか？　そうしたケースでは、身体機能の衰えは意識が完全にあっても知覚されない一方、人の心と自己は、身体機能に目立った不具合がなくとも徐々に忘我の領域へ入り込んでいく。これがまさに、認知症をはじめとする深刻な神経疾患でわたしたちが目にしているものだ。このことについて、オーストラリアの哲学者J・J・C・スマートはこう述べている。

酸素がなかったり、麻酔薬や催眠剤を投与されたりすると、人はたちまち意識を失う。そのうえ意識の質は、薬のしかるべき使用や脳のさまざまな領域への物理的刺激により、ときとしてはなはだしく影響を受ける。現代の神経学研究によって蓄積されたあらゆる証拠を前にして、脳の消滅後になんらかの思考や意識的な経験が存在しうるとは、正直なところ考えにくい。[11]

要するに、織り手は最初から存在せず、魔法の織機しかなかったのかもしれないということだ。その織機にしても、魔法にかかっているというよりは、よくできた複雑な機械なのかもしれない。だが、その意味をじっくり考えてみてほしい。よくできた生物学的な機械は、どこまで行ってもやはり機械でしかない。修復不能の欠陥がある機械は、ただラインから除かれる。その機械がどれほど優秀でも、一度機能を失って直せなければ、捨てられる。人間の尊厳をめぐる問いも、こうした状況で、とりわけ弱者や病者の尊厳にかかわる状況で生じる。なんといっても、わたしがこの本を書いているウィーンの街で、またオーストリアとドイツの全土で、三〇万を超える人々がナチスの「安楽死」計画の犠牲になってから八〇年とたたないのだ。その三〇万人は何をしたのだろうか？　何もしていない。彼らが殺されたのは、彼らが何かを「した」からではなく、何かで「あった」からだ。

病人である、身体弱者である、他人の助けや情けや憐れみに頼っている（わたしたちはみな、ある程度そうではないのか？）。彼らがただ「ある」という、そのことだけで、彼らの生きる権利は否定されたのだった。

当時、人々は意味のない「無価値な命」について口にした。どんな形であれ、知的また心的能力が劣っているか損なわれている（つまりは、多少でも異常であるか正常から外れている）とみなされた人々は、生きる権利を事実上剝奪された。なぜ織り手もいないのに、ろくに動かない織機を維持しているのか、というわけだ。それが独裁政治の拠《よ》って立つ非情な還元主義（訳注：どんな複雑な事象も単純な要素に機能的に分解できると考え、そのうえで全体を理解しようとする立場）であり、ニヒリズム（虚無主義）である。独裁制は一般に、博愛心や忍耐や共感が欠けていることが特徴とされる。そして独裁制は、個人にめったに期待しない。期待とはたとえば、外見上は病気でも、その内側の世界では尊くて真っ当な、守るに値することが起きていると考えることであり、機能を第一に考える者たちの冷徹な視線をすり抜けるもののことである。

しかし、そうした社会的、倫理的意味合いに加えて、当然ながらきわめて個人的で精神的な意味合いもこの話には含まれている。その意味合いは、あなたやわたしや、わたしたちが愛して大事に思っている人々にかかわる。それどころか、重要なことすべてにかかわる。人間らしさ、人間、そして、それらを超えるすべてのことに。

「まず、魂を取り除く」

オーストリア系アメリカ人の哲学者ポール・エドワーズは、ミセス・Dという知り合いの老婦人を例に、この意味合いを説明している。ミセス・Dは、ヴァージニア州に住む富裕な女性で、銀行家の未亡人だった。エドワーズはミセス・Dについて、たいそう上品で情け深く、寛大で教養があり、親切な人物だと評している。「麻痺がある人や障害者にどんな態度を取っていたかは知らないが、おそらく相手の身になってふるまい、叩こうなどとは思いもしなかったはずだ」。そんなミセス・Dがアルツハイマー病になり、症状が悪化して介護施設に入ることになった。同室になったのは、身体に麻痺があり、車椅子なしには動けない高齢の女性だった。施設に入った最初の年、ミセス・Dは（物忘れや記憶の混乱はあったものの）落ち着いていた。しかし、その後しだいに攻撃的になり、暴力を振るうようになる。「それから、看護師に手を上げだしたのです。そのころ娘さんのことがわからなくなって、麻痺のある女性を二、三度、叩きました」[12]。そのことがきっかけとなり、ミセス・Dは、とりわけ扱いが難しく暴力的な患者のための「特別棟」に移された。

エドワーズは、単に認知症の悲惨さを説きたくてこの例を持ち出したのではない。そうではなく、彼はまったく別の側面を問題にしている。どういうことかというと、人の本質はその神経学的機能ではなく「非物理的な魂」にあるとする（エックルスの主張のような）「古めかしい二元論」に固執するのは、認知症などの病が心の脳への依存について語っていることを考えると、もはや無理があると言っているのだ。

この事例が示唆するところについて、エドワーズは単純にして冷静そのものの結論を下している。いわく、ミセス・Dの別人さながらの変わりぶりは、どう見ても彼女の病気が原因であると。二元論者がこの結論を聞いたら、彼女の真のアイデンティティ――ミセス・Dの自己、あるいはもっと古風で宗教的な言葉を使うなら、ミセス・Dの「魂」――は、病気になる前の親切で愛想が良く、思いやり深いミセス・Dのままだと反論するだろう。そうした反論が論拠としているのは、ミセス・Dの「魂」は実際には失われておらず、彼女のなかのどこか手の届かない場所に潜んでいるか隠されているにすぎないという考えだ。つまりミセス・Dは、その自己の最も奥底のどこかでは娘のことがわかっていたが、病気のせいでうまくやりとりができず、同室の患者はもちろん看護師も叩くつもりはなかったのだが、病気の影響でやむなく手が出てしまったと、そう解釈するのである。

一方で、エドワーズは別の説得力がありそうな結論にも達している。ミセス・Dは脳が正常に動いているかぎり、また正常に動いているからこそ、親切で愛想が良く知性的に、彼女らしくふるまえた。ところがアルツハイマー病が進行するにつれ、以前の彼女とはかけ離れた行動を取るようになった。そして症状がさらに進むと、以前のミセス・Dは完全に消えてしまった。身体はまだ生きているのに、彼女のかつての自己――発病前の、いうなれば「真の」自己――は失われて死んでしまったのだ。エドワーズに言わせれば、これはより大きな意味では、わたしたちの自己が、意識が、個性が、つまり「わたしたち」が、究極的には脳の機能の産物にすぎないことをほのめかしている。そしてこの結論は、認知症患者であるミセス・Dのみならず、もはや失われた、以前の健康だったミセス・D（あるいは、あなたやわたし）にも当てはまるという。

もしも「魂」があるならば、脳の損傷によってわれわれの情動的感情まで損なわれはしないはずだが、実際はその逆である。（略）記憶や行動や感情が物理的な脳によってすべて制御されているならば、魂はなんのためにあるのだろうか？（略）現代の科学は、魂の概念は見当違いであると証明している。すべては生物学的な現象なのである。[13]

このｒすべては生物学的な現象である」ことについて、イギリスの分子生物学者でDNAの二重らせんを共同で発見したフランシス・クリックの言葉を引用しよう。

あなた――つまりあなたの喜怒哀楽や記憶や希望、自己意識と自由意志など――は無数の神経細胞の集まりと、それに関連する分子の働き以外の何ものでもない。[14]（中原英臣・佐川峻訳『DNAに魂はあるか　驚異の仮説』講談社より引用）

こうした見方が単なるひとりの意見ではないことがすぐにわかるだろう。ここでは、自己の本質よりもずっと多くのものが危機に瀕している。多いどころか、人間としてのわたしたちの存在にかかわるほぼすべてがそうだと言ってもいい。アメリカの進化生物学者で科学史家のウィリアム・プロヴァインは、「魂の終わり」の哲学的または実存的な意味について、次のようにまとめている。

ごく簡単なことだ。まず、魂を取り除く。そうしなければならない。科学に魂の居場所はない。そして魂を取り除いたら、自由意志と死後の世界への望みも取り除く。このふたつがなくなれば、あとは簡単だ。道徳に究極の基盤はなく、人生に壮大な意味はない。宇宙には神も、そのほかの作為的な力も存在しない。人はただ生まれ、生き、死ぬ。そして消え去る。わたしが死ぬときにはわたしは死ぬのだ、という絶対的な確信がある。「わたし」はそれで終わりだ。究極的な意味などまったく望んでいないが、そのことへの後悔もない。後悔など一瞬たりともしない。[15]

イギリスの心理学者ルイ・サヴァは、心理学者仲間であり、同じく唯物論者のスーザン・ブラックモアに宛てた公開書簡のなかで、こうした（唯物論的な）見方の哲学的意味について、別の角度からもう少し個人的な見解を披露している。それは生粋の唯物論に宿命的にともなうニヒリズムであり、この書簡は、そのニヒリズムの哀感のこもった表明となっている。

意識は、脳の機能によってわたしたちに与えられています。人はみな最終産物《エンドプロダクト》であり、（略）自分がこの世に変化をもたらせるとはわたしは思いません（略）。わたしがいま、なにより重要だと思う三つの事実があります。人生には意味がないこと。死後の世界は存在しないこと。いつか宇宙全体が滅びること。それを知ってしまったいま、人生にはほとんど喜びがないと感じています。知識を得ることになんの意味があるのでしょうか？

どうせいつかなくなってしまうのですから。興味もなく意味もないものを買うために金銭を得ることに、どんな意味があるのでしょうか？[16]

確かにこれは、人間の本性と世界における人間の立ち位置についての、身もふたもない評価である。ソクラテスの死生観やエックルスの人間性に対する見方とは正反対だし、意味や愛情、共感、神聖さ、つながり、深みなど、わたしたちの多くが人生でとくに大切にしていることの大半をばっさり否定している。

こうした挑戦に理屈でまともに立ち向かいたいなら、認知症の症状が例外的に深刻であることをただ強調して、エドワーズの結論をかわすのは悪手というものだろう。なぜならエドワーズは、罹患した脳がミセス・Dに「らしくない」ふるまいをさせるとは言っていないからだ。むしろ彼は、ミセス・Dらしい行動は彼女の健康な脳から生まれると主張している。さらに言うと、神経疾患の病状には、脳機能のもっと限定的で些細な不全や障害がたくさんある。それらは、機能的な劣化は認知症よりずっと程度が低いにもかかわらず、意識ある自己やその経験や行動に根本的な、そしてしばしば劇的な影響を及ぼす。

こうした生理的な変化は目につきにくいことが多く、よくよく調べるか、顕微鏡で観察しないと見えてこない。だから現象自体は小さなものかもしれないし、実際にとても小さい。一方で、それが認知機能や記憶力や自己の同一性意識に与える影響は、どうかすると人生そのものよりも大きい。そしてすでに見たように、人格性や世界におけるわたしたちの立ち位置や役割への潜在的な影響もまた、同じくらい大きいのだ。

目で見えないものを見る

エドワーズの挙げたミセス・Dの事例が、生物学的な還元主義を支持するとりわけ強力で直感的にわかりやすい論拠となっているのは、まさにこのためである。そして同じ理由から、認知症患者の介護者や友人や家族は、たびたび実存的な意味の危機に陥り、みずからの存在意義について悩みを深めている。なぜなら認知症の場合、意識の変性または減退した状態からの「覚醒」も「自己の回復」もなさそうだからだ。陶酔その他の作り出された特殊な心理状態が、独立した自己の認識をさほど揺るがさないのは、そうした状態が一時的なものであり、いずれ「以前の自己」に戻れるからだ。じっと待っていれば、同じ人物がまた現れる。こうしたケースでは、人は実際には失われないし、損なわれもしない。ただその人の心が、一定の生理的要因の影響でつかのま変性していただけである。

このような場合、アイデンティティも人間の本性も、死の先にある未来も問題にならない。それどころか、変性後の「正常な人間」へのスムーズな復帰は、個人のアイデンティティの連続性を（否定するのではなく）むしろ肯定するものとなっている。なぜなら「回復」するためには、そのあいだずっと「そこ」にいなければならないからだ。少なくとも、理屈のうえでは――ただし、一時的にその存在を隠して。

ポール・エドワーズの例がはからずも示しているとおり、認知症のような不可逆の神経疾患の事例で見落とされているのは、まさしくこうした正常性への回復にかかわる、根拠の確かな経験である。病気が不可逆的で、遅かれ早かれ患者の死で終わると思われているせいか、その人（その人の「以前の自己」）がどこかにまだあり、病気の陰に隠れているだけだという考えは、偽善的な望みのように思われているふしがある。実際の状況を考えても、それは確かにありえないように思える。

けれども、それが隠れているのだとしたら――わたしたちは何ができ、何をすべきなのだろうか？　二〇世紀初頭の、カトリックの伝統に根差したヨーロッパ農村医学の思想家や文筆家たちは、人間の裸《はだか》の目は、人を真の意味でその人たらしめているものをほとんど見逃していると考えていた。この伝統によれば、人間の見えない側面――その人の人格、自己、望み、私的な世界、そしてどんな人生を果敢に生き抜き、何をなし遂げてきたか

――は、慈愛の目、つまり愛と慈しみの目を通してしか明らかにできないという。また、最初は希望や将来への期待としてその人のなかに植えつけられていたが、病気や障害を得たことでもはや表に現れないか、はっきりとは現れなくなったものもあり、それらもその同じ目を通してしか明らかにならない。ただしそれは、愛の目でそうしたものが見られるまでの話だ。一度愛の目を得たら、心を寄せ、善意を示そうという動きはひとりでにあふれだす。こうした愛に満ちた考えが、大量殺人がヨーロッパを席巻するほんの数十年前に書かれていたのかと思うと信じがたい気もするが、弱者や病者の保護に賛同してそれらを書いた人々の多くは、のちにダッハウ強制収容所に送られ、そのほとんど(二七〇〇人近く)が、世に言う「聖職者ブロック(収容区域)」に収容されたのだった。そこは数あるブロックのなかでも、「安楽死」に反対する聖職者たち、人間の価値を単なる生物学的な機能性に還元しようという考えに与《くみ》しない者たちを収容するブロックだった。

作家のドストエフスキーはかつて、人を愛するとは、神が意図したようにその人を見るということだと書いた。こうした言い回しは、いまの読者には少しばかり古くさく映るかもしれない。それでも、適切に運営されたホスピスや緩和ケア病棟を訪ねたことがある人なら、また、看護師がどれほどの愛情と献身と尊厳をもって患者のケアに当たっているかを見たことがある人なら、それがただの美辞麗句でなく、介護者の日々の現実であり、日々の務めそのものであることを知っているはずだ。彼ら介護者は、彼ら自身の目でそれを見ている。思いやりと慈しみと無私の目を通して、病める人々のなかに、完全なるもの、健やかなもの、人間らしいもの、破壊しえないものを、たとえそれらが病気や障害の症状に遮られていようとも見ているのだ。

愛の根本にあるのは希望であり、経験的事実（訳注：調査や実験などの合理的経験によって確認できる事実）ではない。研究者だろうと、科学に精通した思索家だろうと、その事実だけでは認知症や人格性の問題には迫れない。もっともこれから見るように、愛だけがときおり、裸の目に見えない内なる人格の全貌を垣間見せてくれるのではないらしい。愛に加えて、人間存在にかかわる別の決定的な瞬間――つまり死――も、見えざるものを見せてくれる場合があるようだ。そしてそれが見えるのは、愛のまなざしだけではない。その場にいる全員が目の当たりにするのである。

第3章

自己の回復

The Return of the Self

「それから、思いもよらないことが起きたのです」

ここまでの議論を踏まえて、エドワーズのミセス・Dの事例に立ち戻り、彼女がその後どうなったのかを見てみよう。

時は一年ほど進む。認知機能の低下が進んで攻撃的な行動が増した結果、ミセス・Dは「問題のある」患者のための特別棟に移された。その年、ミセス・Dの心身の状態はさらに悪化する。彼女は、もはやかつての自分の影でしかなかった。そしてある週、ミセス・Dの体調が急変する。担当医はミセス・Dの死期が迫っていることを認めた。数日か、もしかしたら数時間。そうした場合の通例として、病院はミセス・Dの家族に連絡を取り、家族がやってきてミセス・Dを囲んだ。重度の認知症である彼女には、家族のだれの顔もわからないであろうことは承知していた。とはいえ、みなわかってほしくて集まったのではない。最後のお別れをするために来たのだ。認知機能の衰えがもはや無視できなくなり、病院、そして介護施設へと移らざるをえなくなるまで、たくさんのかけがえのない日々をともに過ごした祖母に、母に、おばに、さよならを言いに来たのだ。

ところが、ミセス・Dのもとに集まった家族は、まったく思いもよらないことを目にする。なんと言えばいいのか、ミセス・Dが「戻ってきた」のだ。命がそのまなざしに戻っていた。ミセス・Dは、まるで長い長い眠りから覚めた人のようだった。ゆっくりとその目にかつての輝きが戻り、それからミセス・Dは優しくほほえみながら、家族のひとりひとりに名前で呼びかけた。声は小さくて弱々しく、息も乱れがちだった。それでも彼女は家族ひとりひとりに話しかけ、ひとりひとりと思い出話をした。そうしてお別れを告げていた。要は、穏やかだったころのミセス・Dが「ふたたび現れた」のだ――病気になる前の記憶と私的な世界と性格をそのまま携えて。わずかな時間ではあったが、神経疾患のせいで破壊されたとエドワーズが断じた、彼女本来の自己が現れたのだった。

ミセス・Dの家族はとまどった。この回復は何を示していて、どんな意味をもつのだろうか？　なぜこんなことが起きたのだろうか？　彼女はまだ自分たちといてくれるのか？そのうち、最後の問いはすぐに答えが出た。翌朝、介護施設からミセス・Dの娘に電話があり、その日の朝早くにミセス・Dが眠ったまま亡くなったと知らされたのだ。だが、そうだとしても、いったい何がミセス・Dの最期に起きたのだろうか？　あの記憶や会話の能力や温かさや優しさやユーモアのセンスを、つまりは「以前の人格」を、彼女はどうやって取り戻したのだろうか？　ミセス・Dの明晰性のエピソード（訳注：この場合のエピソード〈病相〉は医学用語で、ある状態が一定期間続いていることを指す）は、神経学的には目立った状態の変化がないまま生じた。アルツハイマーに手ひどくやられていた、彼女の脳の構造や活動に変わりはなかった。アルツハイマー病に見られる組織の劣化が逆行したり元に戻ったりしたという例は、医学史上知られていない。そうした技は、ゆで卵を生の状態に戻すのに近いのだ。だが、現実はどうだろうか。わたしたちはいまや、ミセス・Dのようなアルツハイマー病患者だけでなく、そのほかのさまざまな神経疾患の患者においても同様の事例が観察されているのを知っている。終末期明晰のエピソードは、髄膜炎、脳腫瘍、他原発巣からの転移性脳腫瘍、脳膿瘍、脳卒中、さらには慢性の精神疾患を患う人々のあいだでも報告されているのだ。[1]

最初の章で簡単に触れたように、こうした自己の予期せぬ回復は、古代から医学史を通じて数々の事例報告に記録されている。実際に、より古い時代の医学文献、わけても一七世紀から二〇世紀初頭の文献の多くには、治療不能の重い神経障害や精神疾患を患う人々の報告が登場する。病気のせいで心を「失った」、あるいはポール・エドワーズの言葉を借りれば「破壊された」患者が、死を前にして思いがけず自発的に、記憶やアイデンティティの意識や「以前の自己」を取り戻したことを記した報告だ。

こうした事例でとりわけ驚かされるのは、第一に、それが美しく、尊厳に満ち、神聖さを感じさせるということである(この現象を目撃した人々がよくそのような言葉を使って説明する)。

そして第二に、それがわたしたち（すなわち、心と脳の関係を研究する学者）が、心の脳機能への依存について知っていると思っていることのほぼすべてと矛盾していることである。

そのため、死の間際の予期せぬ自発的な寛解のような事例に出会うと、そこで何が起きたのかを考えずにいられないのだ。ニューロンが大規模に再成長したり再生したりしたわけでないのは明らかだし、終末期明晰が自発的に生じるほどの短時間にそうしたことはそもそも起きない。だからこそ、患者から消えていたはずの自意識や記憶が、失われていたはずの認知能力が死の直前に回復したというのは、まったく途方もないことであり、いまもって解明されないままなのだ。コペンハーゲン大学医学部で外科教授を務めたオスカー・ブロックは、一九〇三年に、終末期明晰の初期の事例を取り上げた論文でこう書いている。

精神障害者が、健康が万全なときに明晰さを取り戻すのは珍しくなかった……そうした者たちも、明晰なときに死ねば健常者と同じように死ぬ。しかし何年も心を病み、自分のまわりに世界など存在しないかのようにぼうっと座っているだけで、人間というよりも獣のように生き、獣並みの知性さえもっていなかった者が、いきなり理性の兆しを見せたら、しかもそれが死の直前に起きたなら、驚くのが当然であろう。[2]

驚きから学びへ――国立老化研究所での研究ワークショップ

ところで、この「驚くのが当然」は、科学者にとってきわめて重要な言葉に言い換えられる。これは、わたしたちが「みずからの予測と相容れない現象を目の当たりにしている」ということだ。予測は科学的理論を根拠になされる。よって、その驚きが本当に「当然」なら、つまりは現実の信頼できる観察に根差しているなら、（予測に反する）そうした現象は、欠陥があるか、詳述や修正が必要であるか、もしくはまったくの誤りである理論を提示している可能性が高い。

この理論検証のプロセスは「反証」と呼ばれ、ある理論の真の価値を検証して見きわめるための黄金基準《ゴールデンスタンダード》、すなわち最も信頼できる基準と一般に目されている。理論とは、それが説明する法則や規則性にもとづいて正しい予測をする（また、その予測が背景事実の十分な知識にもとづいてなされる）かぎり、有効であり妥当とされる。

では、この問いに戻ろう。重篤な脳と覚醒した明晰な心が共存しているような、そんなことがなぜ可能なのだろうか？　確かにこうした事例は、「驚くのが当然」だ。なにしろそれは、ミセス・Dの自己は神経疾患のせいで決定的に衰え破壊されたというポール・エドワーズの持論に対する、いわば対立理論《アンチテーゼ》を示唆する観察をわたしたちに突きつけているのだから。

もしかすると、織り手の最後のひと織りが甘かったのかもしれない。織機と織り手は、やはりエックルスが言うように同一の存在ではないのかもしれない。そしてあの言葉もある。ウィリアム・プロヴァインのニヒリストじみた宣言が、「まず、魂を取り除く」ことを主眼に置いているのだとしたら、それをふたたび見出して認める（「次に、魂を取り戻す」）ことには、どのような意味があるのだろうか？

明らかに、ここでは何か途方もないことが起きている。それでも、終末期明晰が研究者の注目を集めるまで、前述のブロックの思索から一〇〇年以上も待たねばならなかった。

そしてついに、二〇一八年の夏、米国メリーランド州ベセスダにある国立衛生研究所内の国立老化研究所（ＮＩＡ）が、終末期明晰をテーマにした専門家向けの国際研究ワークショップ「後期認知症における逆説的明晰に関する国立老化研究所ワークショップ」を開催する。メンバーはわたしを含めた九人の研究者からなる小さなグループで、さまざまな分野の専門家――神経学者、心理言語学者、介護研究者、精神分析医、心理学者――が、終末期（あるいは、ワークショップ主催者が言うところの「逆説的」）明晰について議論し、その探究に向けた研究戦略を練り上げるために集まったのだ。

ワークショップのホストを務めたのは、NIAの老年医学・臨床老年学部門の監督医務官ベイジル・エルダーダ、行動・社会調査部門の保健科学者管理官（当時）エレーナ・ファジオ、そして神経科学部門のプログラム官クリスティナ・マクリンデン。彼ら三人の行き届いた心強いサポートのもと、わたしたちはこの謎めいた現象について、これまでわかっていることを中心に意見を交わした。わかっていることはさほど多くなかった。わたしは、終末期明晰に関する自分の初期の研究から予備的な成果をいくつか発表し、ほかの人々も、それぞれ臨床や研究で得た個人的な観察や知見を披露した。

わたしたちは、ベセスダで素晴らしい日々を過ごした。なにしろわたしも研究仲間も、いまだにほとんど何もわかっていない、一部の同僚からあからさまに疑いの目を向けられているテーマの研究を手がける同志とようやく顔を合わせたのだ。ワークショップには、めったに経験できないような開拓者精神が満ちあふれていた。研究者の日々の仕事は、新たな関連性を探したり、既存の理論やモデルを洗練させたりといった地味な作業がほとんどで、一度に複数のレベルで画期的な意味合いを呈する現象に行き当たるような、知的満足度の高い楽しみはそうそう味わえない。わたしたちの小さなグループが取り組んでいるこの研究テーマが、ひょっとしたら何百万という人々の人生を一変させ、その苦しみを和らげられる可能性があることを、メンバー全員が多少なりとも自覚していたように思う。

自分たちの研究は、人間であること――そして、たとえ消耗性の神経疾患に侵されていようと人間であり続けられること――の、さまざまな側面や層に迫れると信じていたのだ。

議論はランチ休憩や夕食のあいだも続き、その日のスケジュールを終えたあとの散歩の時間にも及んだ。これはどういうことだろう？　これは何を意味している？　終末期明晰のまだ発見されていない原因を、認知症のような重い神経疾患の治療に役立てる方法はないものだろうか？　そしてそもそもの話、終末期（逆説的）明晰とはいったい何なのだろうか？

終末期明晰が提起する多くの問いに、せめてもの試みで答えるとしたら、まず答えるべきは最後の問いだろう。ワークショップの主要な課題には、今後の体系的な研究の土台として、逆説的あるいは終末期明晰の最初の正式な定義を見つけることも含まれていた。次に挙げるのが、その定義だ。

進行性の、また病態生理学的な認知症状の悪化により、言語ないし行動面での一貫性のあるコミュニケーション能力を永久に失ったと思われる患者に観察される、予期しない、自発的な、意味をなす、関連性のあるやりとりやつながりのエピソード（病相）[3]。

これをかみ砕いて言えば、認知症やそれに類似した疾患には、一見絶望的ながら、患者の予後（今後の病状の見通し）と、その人つまり自己の運命の両面において、これまでの常識からわたしたちを思いがけず解放してくれる、脳疾患由来の精神障害と認知障害の事例がある、ということになる。

というのも、こうした事例は、次のことをわたしたちに語りかけているようなのだ。すなわち、深刻な認知障害患者の内なる自己は、「愛の目」に、また「愛の目」を通してときおり見えるだけではない。それは、そのもの自体を明らかにする。患者の人生の終わりに、まごうことなき明晰さで。だれの目にもはっきり見えるし、失われた何年もあとに戻ってくることもある。だから、傍観者には「破壊された」ように映るのだ。しかもただ戻ってくるだけでなく、多くの場合、人生最後の数時間または数日間に、その回復が起きることを十分自覚しているように見える。これが、終末期明晰とは何かへの答えである。さよならを言うために戻ってくること――そう表現してもいい。

ここからは、この現象が一般にどういうもので実際にどんな様相を呈しているのか、読者がより具体的なイメージを描けるよう、出典の異なるさまざまな情報源から得た典型的な事例報告をいくつか紹介したい。

次に挙げるのは、一二〇年以上の期間に、異なる国の異なる分野の専門家（がん専門医、精神分析医、神経学者、生物学者、行政官）によって記された、症状も程度もさまざまな脳疾患との関連で起きた事例だ。とはいえ、人格性と脳へのダメージと死について、唯物論とはまったく異なる物語を語っているという点では、いずれも驚くほど似ている。

ローレンツの事例

ベルリンの医師ルドルフ・ロイブッシャーによる次の初期の事例報告は、ドイツの生物学者ミヒャエル・ナームが、過去の文献から集めた事例集を出典とする。[4] 一八四六年の記事「心身喪失した女性の死ぬ間際の意識の回復について」[5]のなかで、ロイブッシャーは、彼の施設に入院していた四四歳の患者ミズ・ローレンツの事例について述べている。ミズ・ローレンツは、見当識障害（訳注：時間や場所や人の顔などがわからなくなる精神障害）と重度の妄想症を長く患っていた。入院治療のあいだも症状は徐々に悪化し、激しいめまいや記憶の健忘、意識のひどい混乱に悩まされた。ミズ・ローレンツは、自分は二二歳で、家庭をもったことはないと言い張り（実際は四四歳で、五人の子をもつ未亡人だった）、母親は五〇年前に死んだと信じ込んでいた。

入院から数か月後、ミズ・ローレンツの主治医は、彼女のめまいと失神の発作がやや改善したと記した。しかし意識のひどい混乱は変わらず、妄想も続いていた。そのあいだもミズ・ローレンツの精神状態は悪化の一途をたどり、めまいや失神を起こすこともまた増えだした。一八四五年の九月下旬、ミズ・ローレンツはふたたび失神の発作に襲われると、約四か月にわたって重い意識障害に陥り、最終的に一八四六年二月に亡くなった。一方でロイブッシャーは、死を前にしたミズ・ローレンツが突然、「自由で明瞭な意識」をもって目覚めたと事例報告書に記している。

彼女はふたたび、自身の過去をすべて自覚している。もはや以前のように、周囲の状況に混乱させられることはなく、向けられる注意をしっかりと心から認識している。自分の不潔さのせいで迷惑をかけたことを詫び、このような惨めな存在はこの世にはもう不要であると、十分にわかったうえで死ぬ。[6]

脳の死後解剖により、ミズ・ローレンツは、脳にかなり深刻なダメージを負っていたことが明らかになった。長さ一、二センチほどの鋭い骨片が原因と見られる慢性髄膜炎が頭蓋内部で起きており、その影響で脳膜に嚢胞様の軟化が生じていた。さらには脳の複数の領域に水疱をともなう沈着物があり、脳室には浮腫も見られた。この診断について、ロイブッシャーの記述にはこうある。

われわれが見出したその脳の病気は、ほかの病理的経験に照らし合わせると、高次の認知機能を阻害しており、その影響が長年にわたって続くことで、知性の活動を大幅に狭めていた。（略）そしてその臓器の状態のまま、以前の健全だった状態へと知性の活動が回復していた。それは、少なくとも解剖学的な診断に従えば、脳の著しい再生によって生じたとは仮定しがたいものだった。[7]

アンネ・カタリーナ・エーマー、通称ケーテの事例[8]

終末期明晰のより目立った事例のひとつ（これもミヒャエル・ナームの事例集を出典とし、文献でたびたび引き合いに出される）に、アンネ・カタリーナ・エーマー、ケーテの通称で知られる女性の例がある。ケーテは一八九五年五月三〇日生まれ、生後六週目からてんかんの発作が出はじめ、ようやく歩きを覚えたのは二歳半になったころだった。
一九〇一年七月一七日、ケーテは六歳でドイツのヘッセン州トライザにあるヘファタ神経学病院の精神病棟に入り、一九二二年三月一日に亡くなるまでそこで残りの人生を過ごした。ケーテの事例ファイルにはこう書かれている。

ケーテは生まれながらに知能が低く、言葉はついに話せるようにならなかった。どこか一点を何時間もひたすら見つめ、何時間も延々と身体を揺すっていた。食べ物をがつがつと食べ、排泄し、動物じみた奇声を上げ、眠った。この長い年月、われわれはそれ以外のどんな命の躍動も彼女のなかに見たことがなく、自分の周囲で起きていることに彼女が一瞬でもかかわるのを見たこともなかった。ケーテはまた、身体も弱っていた。片脚を切断せねばならず、心身の衰弱は増すばかりだった。[9]

一九二二年三月一日——ケーテが亡くなった日——の朝、看護師がケーテの主治医にこんなことを言った。「あの子、もうじき死ぬんじゃないでしょうか。さっきからずっと小さな声で歌っているんです」[10]。そのケーテの死について、同院の医師ヴィルヘルム・ヴィトネーベンが次のような証言をしている。

死にゆく者の部屋に入ったとき、われわれは自分の目と耳を疑った。生まれながら重度の知的障害であるケーテが、なんと自分の辞世の歌をうたっていたのだ。「いずこにありや、魂のふるさとは。いずこにありや、魂の安らぎは。安らぎ、安らぎ、天の安らぎよ！」。ケーテは三〇分ほど歌っていた。その顔は神がかっており、普段とは別人のようだった。それから、ケーテは静かに眠りについた。看護師は涙ぐみ、医師もまた目に涙を浮かべながら、こうつぶやき続けていた。「わたしはいま、医学の神秘を前にしているのだ。やれと言われたら、頭蓋を切り開いて、ケーテの大脳皮質がまったく使いものにならず、思考など解剖学的に不可能であることを証明できるだろうに」

要するにケーテは、周囲の出来事に気づいていないわけではなかったのだ。それどころか、目の前で起きていることを十分理解してもいた。自分のまわりでなければ、どこで彼女がそんな歌の歌詞や節を覚えられるというのか？　そのうえケーテは、歌の目的を理解し、それを人生の決定的なタイミングで歌っていた。「奇跡のよう」とは、まさにこのことだ。だが、それ以上に奇跡的だったのは、それまで一切口をきけなかったケーテが、突然、歌の歌詞をはっきり口ずさめるようになっていたことだ。たとえ髄膜炎を何度も起こしたせいで、大脳皮質に広範な構造上の変化が起きていたとしても、あの少女が死の前にいきなり明瞭に、しかも意味を理解して歌えるなど、理屈ではとうてい考えられない。[11]

ナームとグレイソンは、かつて大規模な文献調査をおこなった際、過去二五〇年の医学文献から八〇を超える同様の事例を発見した。[12] その大半は一九世紀末以前に書かれており、それ以降になると、終末期明晰を題材にした報告はぐっと少なくなった。

一方、サンディ・マクラウドが歴史資料の短い概説で指摘しているように、終末期明晰は、芸術や文化史の記録にも入り込んでいることがある。一三世紀デンマークのダウマー王妃の逸話はその好例だ。王妃は昏睡状態に陥っていたが、夫のヴァルデマー二世が狩りの旅から戻ってくると、死の床でつかのま意識を取り戻した。その逸話は伝説となって後世に伝えられ、一八九八年に画家のゲオルク・フォン・ローゼンが絵に描いた。[13] また、ロシアの文豪プーシキンは、ピストル決闘で負った傷がもとで敗血症になり命を落としたが、付き添いの医師によれば、「瀕死の患者にはおよそありえないような、前触れのない病状の好転」を見せたという。[14]

現代の事例

歴史と芸術と医学の事例の記述が似通っていることは、おそらく偶然ではない。一〇〇年ほど前の医師たちは、個々の患者や病気について驚くほど詳しく、ときに文学的とも言えるような表現で記している。それに比べると、今日の医療現場のプロトコール（治療計画書）は、はるかに味気なく見える。職務上の基準により、そうした書類に何を含めて何を含めないかが厳密に決められているのだ。また、そこには正当な理由がある。プロトコールを使うのは、主として使う言葉を統一するためであり、それによって患者の報告を読む同僚が、大事な情報をひと目で把握できるようにするためである。もっとも、そうした書き方は、そつなく効果的な方法で患者に医療を届けられる一方、診断と治療だけに注目して、病気（や回復や生存や死）を超えた患者の人格性や個性を広い視座で捉えていないのは明らかであり、それなりに代償をともなう。

過去一世紀に医療の記述スタイルが大きく変わったのは確かだが、かといって終末期明晰が過去のものになったわけではなく、誤診だとか、凝った表現や聖人ぶった書き方が怪しいなどという理由で、似非《えせ》だと決めつけるのもおかしな話だ。その現象が（最近まで）医学論文であまり言及されなかったからといって、それがもう起こらないわけではない。現に起きているし、近年の調査は、記録のなかった数十年間の空白を埋めつつある。

わたしがこのテーマに研究上の関心を抱いていることが公になって以来、終末期明晰を目撃したと言う医師や看護師から、たびたび連絡を受けるようになった。が、その情報を患者のプロトコールに含めている人はいなかった。プロトコールで使うような医療の言葉で、どう説明すればいいのかわからないからだ。

「それから、とても不思議なことが起きたのですが、あいにくそれを説明できる技術的な用語をもち合わせておらず、教科書にもいまのところ載っていません。患者が記憶を取り戻して、亡くなる少し前に家族と感動的に美しい最期を過ごしたのですが……何が起きたのかだれもわかりませんでしたが、とにかく美しい光景でした」とでも書けばいいのか？良くも悪くも、今日の患者のプロトコールはこうした書き方はされないのだ。

終末期明晰に関するわたしやほかのチームの研究は、病や生、さらには死をどう経験するかにおける患者の個々の違いを観察して正しく評価する新たな文化の醸成に役立つだろう。なんといっても、過去数百年ほどにわたり、数知れない患者が死の床できわめてまれな行動を見せていたという事実は無視できない。終末期明晰が実際に起きる（そしてその現象に名前がある）ことを、研究論文が正式に「証明」すれば、そのときには、ほかの人々も自身の体験を打ち明けてくれるはずだ。

　とはいえこれから述べるように、この現象が見られるのは歴史上の特別な出来事だけではない。特定の地域や医療文化に限った話でもない。わたしの研究グループのもとには、今日までに、ヨーロッパの多くの国々、アメリカ、ロシア、インド、韓国、日本、ニュージーランド、ナイジェリア、そして中国から現代の事例の報告が集まっている。

　そうしたより最近の例として、わたし自身の事例集から、二〇一九年の初めに起きた事例を紹介しよう。次に挙げるのは、アルツハイマー病に罹患したドイツの高齢女性の娘による報告を要約したものである。


　母は重度のアルツハイマー病でした。わたしたちのことはもはやわからず、そうした「他人」が、週に一、二度、訪ねてくるのを気にする様子さえありませんでした。ところが、あの日はすべてが違っていました。亡くなる前日、母は、わたしたちがだれだかわかったばかりか、この一年のあいだに家族全員に起きたことも知りたがったのです。そして良い知らせを聞いては喜び、悪い知らせを耳にしては涙ぐみました（認知症になる前の母が、まさしくそういう愛情深い女性でした）。ときおり述べる感想も、昔どおりの聡明で相手への思いやりを感じさせるものでした。わたしの下の娘が最近、婚約を解消してひどく落ち込んでいることを聞くと、母は、ふたりきりで話したいからあとで少し時間をくれないかしら、と娘に言いました。何を話したのかは教えてくれませんでしたが、娘にとっては気持ちを切り替える良いきっかけになったようです。

病室を出たときには、次にどうなるのかさっぱりわかりませんでした。母の認知症は奇跡的に治ったのでしょうか？　でも、いまにして思えば、母は自分の命が長くないとはっきりわかっていたし、わたしもほかの家族も、そのことを理解していた気がします。母は、わたしたちひとりひとりにお別れを言い、手を握り、（幼いころにしてくれたように）親指でその手の甲をそっと撫でました。うまい言い方が思いつきませんが、そこにいたのは確かに昔の母でした。残念ながら、長くは続きませんでしたが。その晩、母は息を引き取りました。

また、ナームら（二〇一二年）は、脳腫瘍を発症した壮年男性に関する別の現代の事例を報告している。

最近報告があった事例では、四二歳の投資マネジャーが、ある晩、「出し抜けに」てんかんの大発作を起こした。男性のＥＥＧ（脳波）は、全般性の徐波化（訳注：低周波の脳波が顕著に観察される、脳の機能低下が疑われる状態）を示していたが、複数回のＭＲＩの所見では異常は見当たらなかった。ところが二か月後、再度のＭＲＩで、スモモ大の多形性膠芽腫が見つかる。二週間後に手術を受けるころには、腫瘍の大きさは倍になり、脳の言語野にふたつ目の腫瘍ができていた。男性は二度の摘出術、ガンマナイフ治療、髄腔内化学療法、ステロイド投与を受け、その後パートタイムの仕事に復帰した。しかし腫瘍はじきに再発し、治験段階の経口化学療法の薬剤を試しても効果がないとわかると、男性はそれ以上の治療を断り、在宅でのホスピスケアに登録した。男性は早々に寝たきりになり、片目の視力を失い、失禁し、しだいに筋の通らない話やおかしな行動をするようになった。状況把握ができないらしく、家族が男性に触れると、虫でも止まったかのようにばしんと叩いた。やがて眠るのをやめ、一晩じゅう意味不明のことを話し続けた。

その数週間後のある晩、男性は突然平静に戻り、筋の通った話を始めると、しばらくして安らかに眠った。翌朝もまだまともで、自分の差し迫った死について妻と初めて話し合った。しかしその後はぱたりと話すのをやめ、ベッドに横たわったまま食事も水分もとらなくなった。その状態が二週間続いたあと、てんかんの重積発作を数時間起こしたのちに、男性は息絶えた。[15]

実際のところ、こうした明晰さの回復はどのくらいの頻度で起きるのだろうか？　よくわからない。頻度どころか、現象そのものの調査もまだ十分ではないのだ。だが、イギリスの神経生理学者ピーター・フェンウィックが近年手がけた調査によると、介護者の少なくとも一〇人に七人が、ホスピスでの勤務中に、末期患者が思いがけず明晰さを取り戻したケースを見たことがあると述べている。[16]一方、こうした調査とは別に、ある医学現象が起きる頻度を証明する黄金基準として、「前向き（プロスペクティブ）研究」というものがある。自分の調べたい現象を過去にさかのぼって調査するのではなく（こちらは「後ろ向き／遡及的〈レトロスペクティブ〉研究」と言う）、その現象を起こしそうな所定の患者群を見つけ、だれが（あるいは何人が）そうなるかわからないまま、注意深く観察し追跡する調査手法のことだ。

二〇〇九年に、サンディ・マクラウドがこの調査を実施した。ニュージーランドのホスピスで、一〇〇件の死亡事例を連続してモニターしたのだ。すると、六つの事例で、患者の死の四八時間前までに終末期明晰が確認された。そのうち脳障害があったのは三例、激しいせん妄状態にあったのは四例、そしてひとりの患者が高用量のモルヒネを投与されていた。要は、明晰さを取り戻した患者のかなりの数が、病気やそのほかの生理的要因によって認知障害を起こしていたわけだ。とはいえ、マクラウドの事例報告にあるように、終末期明晰は次のような人々のあいだでも確認されている。

七二歳の引退した電気技師の男性が、その前年にしつこい咳の症状を訴えた。胸部エックス線検査をしたところ、非小細胞がんらしき肺の病変が見つかった。肺葉を切除した半年後、男性はてんかんの発作を起こした。がんが脳に転移していたのだ。（脳全体に放射線を当てる）全脳照射治療により脳転移の症状は和らいだが、その半年後に、制御不能の大きな発作が連続して起こり、上肢が脱力したままになった。副腎皮質ステロイドと抗けいれん薬で脳の症状と徴候はすぐに緩和されたが、数週間のうちに神経学的症状はさらに進行した。ホスピスに入院する時点で、男性は失語症を発症し、失禁の回数が倍に増え、重度の片麻痺になり、入院の前の晩にはひきつけを起こした。経口薬をもはや受けつけなかったので、経口フェニトインの代替のミダゾラム（皮下注、45mg／日）、胸痛に対するモルヒネ（皮下注、20mg／日）、デキサメタゾン（皮下注、4mg／日）、吐き気に対するハロペリドール（3mg／日）の非経口（皮下）投与がおこなわれた。男性の病状は三六時間後まで落ち着いていたが、神経学的徴候は多少和らいだだけだった。それからきわめて珍しいことに、男性が発話能力を取り戻し、明瞭な意識で家族の問いかけに言葉で応じた。その後一二時間以内に昏睡状態に陥り、翌日、男性は静かに亡くなった。[17]

前述したように、こうした事例報告は、そのほとんどが歴史的な医学文献上に限られており、近年の医学関連の文献にはたまにしか見られない。この原稿を書いている時点――二〇二三年一月――で、科学誌または医学誌に発表されている終末期明晰に関する原著論文は、たったの一二本しかない。

終末期明晰が体系的な科学調査の対象となったのは、ごく最近のことなのだ。この先の議論では、調査データとともに、終末期明晰を目撃した人々から送られてきた手紙やメールも紹介しようと思う。

痛みにくるまれたギフト

いくつかの新聞や雑誌、続いてラジオやテレビ局がわたしの研究を報じはじめて以来、病が悪化し末期状態にあった人物が思いがけず「戻ってきた」のを目撃したと言う人々から、手紙や電話などを通じて頻繁に連絡が入るようになった。

こうした人々は、終末期明晰の現象について、とまどう医師や看護師や知りたがりの研究者とは別の見方をしている。患者の身内や友人など、終末期明晰を目撃したうちの少なからぬ人々が、その経験を思い出すとしばしば孤独を感じると言い、もっと深刻になると、自分の見たことを打ち明けてもほとんどの人に通じず、誤解されたように感じると話している。考えてみれば、つい数年前まで、この現象を表す言葉さえなかったのだ。

前にも述べたが、終末期明晰のエピソードが過去数世紀にわたって報告されていることは、歴史資料の調査から明らかになっている。にもかかわらず、こうした死の前の明晰な時間がいまだに公式な名前をもたず、解明されてもいないのは、自分の経験を語ろうと踏み出した人々が無知や無理解に阻まれたり、沈黙せざるをえなかったりすることがいかに多いかの裏返しだと言えよう。

目撃者にとって、終末期明晰はある意味で両義的な経験となる。終末期明晰を見たと言う人々は、その目で見たことをとても大切にする。かけがえのない思い出として、記憶にいつまでもとどめる。彼らは、間違いなく途方もないことを経験したのだ。それは、わたしのチームの研究が示すように（詳しくは次章を参照）、おそらくめったに経験できないことでもある。その一方で、数年前にこの現象の体系的な研究に関する最初の報告が科学誌に発表されるまで、彼らは自身が見たことを規定し、説明し、分類するのはおろか、ときに信じるための言葉ももたず、文字どおり「言葉に詰まって」いた。言葉だけではなく、その経験を他人と分かち合う手段がないことも多かった。最近まで名前すらなかった途方もないことを、どうやって考え、話し、さらには理解しろというのだろうか？

それでも目撃者の多くは、自分の見たことは自分の人生に、とりわけ個人のアイデンティティと記憶と自己に対する見方にとても大きな影響を与えたと話す。そして彼らの多くが、そのことを語るときに、もう少し抑制されていない表現を選んでいる。つまり彼らは、愛する人のかつてのままの自己や魂に――認知症やそれに類する破壊的な脳疾患のせいで長らく「隠れて」いたか、アクセスできなかったその人の魂や内なる自己に――出会った、と話しているのだ。また、何人かはさらに踏み込み、自分が目にしたことの精神的または宗教的な意味についても語っている。

この点については、本書ののちの章であらためて触れよう。だが、その前にわたしたちは、人格性や、魂や、死や死にゆくことについて数多くの重要な示唆や問いをはらんでいると思われる、ある現象と向き合わなければならない。

第4章

ことの始まり

Setting the Scene

研究すること、だがなによりも大事なのは耳を傾けること

終末期明晰（以下、適宜「TL」の略称を使用する）は、さらに深く徹底した研究に人を踏み込ませるだけの問いを提起する。終末期明晰の目撃報告は、たとえいまはTLについてほとんどわからなくても、いや、わからないからこそ、真剣に受けとめなければならない。わたしたちは、TLを目撃した人々の話に耳を傾ける必要がある。その理由は、彼らが普通ではないことを経験したからではない。むしろ、それを経験したからこそ耳を傾けるのだ。一方で、研究の観点からすると、こうした報告は結論を出すのに少しばかり注意も要する。なぜなら常識的に言って、普通ではないことを主張するには（普通のことでもそうだが）、最低でも確かな証拠が必要だからだ。

つまりは、まずまず信頼できる、そして理想を言えば、検証可能なデータが。「不可逆的な」脳の損傷を抱えた重度の認知障害患者の一定数が自身の記憶を突然取り戻したという主張は——またそうした患者が、死のわずか数時間ないし数日前に、治療不能の疾患からひとりでに完治したかのようにふたたび考え、話し、行動していたとの主張は——いろ

いろな意味で普通ではない。

だが、こうした主張を支える「普通ではない」、あるいは、少なくとも「まずまず信頼できる」証拠はあるのだろうか？

確かに、個人による事例報告や物語はそれなりにたくさんある。どれも感動的な物語だし、耳を傾け、真剣に受けとめるだけの価値がある。個人の物語ならではの人間味や血の通った温もりも感じさせる。しかし、研究という観点から見ると、ことはもう少し複雑になる。科学研究において、個人の経験にもとづいた報告（「逸話《アネクドート》」と言う）は、それがどれだけ有益で画期的だろうと、概してやや確かさに欠ける証拠とみなされるのだ（そもそも、それは証拠なのか？）。目撃報告の不確かさや信頼性の低さを研究している人ならだれでも、人間の記憶が当てにならず、実際に見ても経験してもいないことを見たと頑なに思い込んでしまうときがあることを知っているはずだ。

さらに言うと、今日のハイテク医療でさえ間違いは起こす。誤診や薬の処方ミスをするし、そうなると症状は良くなるどころか悪化する。人間は間違いを犯すものなのだ。そしてそういうときほど、感動的で美しい物語を思いつく。感動的で美しいが、正確とは呼べない物語を。こうしたことが、「逸話的《アネクドータル》」な証拠と呼ばれるものが確かさに欠けると思われがちないくつかの理由である。それが証拠とみなされるならば、の話だが。とりわけ、認知症の不可逆性のようなよく知られた考えと相反する場合、その証拠の信頼性はますます下がる。

だったら個人の事例報告をすべて退ければいいのかと言えば、そうもいかない。新種の病気などは、まさしくそうした逸話的な証言がきっかけで見つかることがある（エイズも新型コロナウイルス感染症〈COVID-19〉も、最初はごく小さなクラスターから始まり、個人の観察や症例や逸話として報告されていたのを覚えているだろうか?）。また、天然痘ワクチンのような画期的な医学的発見も、始まりは逸話的な報告だった。イギリスの医師エドワード・ジェンナーが、比較的無害な牛痘ウイルスに感染した人々が、おそらく牛痘ウイルスに対する抗体の交差反応のおかげで、それよりはるかに危険な天然痘ウイルスから守られているのを個人的に観察していたのだ。[1]

一方で逸話的な「証拠」は、昔もいまも、ひどい科学的誤謬を生み出しがちである（たとえば、たいていの「代替」医療は「成功した」治療の逸話を盛大に報告しているが、厳密な条件で調べると、ほぼ例外なくその有効性に疑問符がつくことを思い出してほしい）。

別の言い方をしよう。わずかな例や個人の観察に頼っていたら、成功する可能性も大きいが、それと同じだけ失敗する可能性もあるのだ。人間の記憶力は当てにならない。希望的観測は、公平な報告や冷静な分析を損ないかねず、（一見それらしく見えるものとは違って）現象をありのまま認識できるような制御された条件がなければ、状況はますます悪くなる。

そんなわけだから、終末期明晰の歴史的事例を概説した現代最初の論文への科学界と医学界の当初の反応が、控えめな好奇心と関心と警戒心に加えて、ときにあからさまな懐疑も同じくらい含んでいたのは、驚くに当たらない。とりわけ認知症や、精神と認知とニューロンの機能全般の関係について現在わかっていることを思うと、この現象はとうてい受け入れがたいだろう。

認知症は、脳組織の永続的かつ回復不能な損傷によって生じ、ひいては精神と認知の働きが不可逆的に低下する、明らかに「逆戻りしない」症状だと考えられている。認知症の原因とされるニューロンの老化が逆転したという証拠は、これまで存在しない。ところが、終末期明晰で見られる自発的な寛解は、それがまさに起きたことをほのめかしている。そうした逆転が生じるには、広範囲の細胞組織がどうにかして自発的に再生しなければならない。いや、「どうにかして」再生するだけでなく、患者の脳の機能的ネットワークのなかに「組織的に」再生し、患者が自身のすべての記憶と認知機能を取り戻せるようにする必要があるのだ。患者がそれから数時間ないし数日後には亡くなることを考えると、そんな再生のしくみは、機能的にも進化論的な意味でもおよそ説明がつかない。

だから、終末期明晰は怪しいと思われるのだ。普通ではない（つまりは信頼性が高い）証拠をもたない、普通ではありえない主張だと。TLの歴史的事例に関する最初の全般的な概説が複数の医学誌に発表されるまで、そうした懐疑があったのも無理はない。

終末期明晰に科学的な懐疑が向けられる理由はもうひとつある。宗教や精神世界の領域と無縁ではないということだ。ミセス・Dの運命をめぐるポール・エドワーズの事例が、唯物論者の還元主義を支える強力な——そして一見説得力のある——論拠の提示を目的としていたように、終末期明晰は、機能不全となった身体の、とりわけ脳のくびきからの「魂の解放」を主張する二元論的解釈の有望な論拠となっているのだ。

こうした状況はしばらく続いた。歴史的事例や、もう少し最近の事例を概観した研究は発表されていたが、本格的な研究は、ホスピスや緩和ケア病棟や認知症患者の介護施設など、支援の現場で働いている人々の声の高まりに押されるように始まった。そのころ、科学・医療系のブログやネットニュースにTLの記事がいくつか掲載されたのだが、その記事の下のほうにある読者コメント欄の書き込みが、噂に聞くこの「歴史的な」現象が旧時代の医療の遺物ではないことを証明したのだった。

どうしてこの記事、こういうことは過去数世紀だけの現象とか言ってるのかな？　ぼくの父方のおじだって重度の認知症だったけど、亡くなる前に何時間か、ぼくらのまさに目の前で劇的に目覚めたぞ。みんなあぜんとした。おじは澄んだ目でぼくらを見て、ひとりひとりの名前を呼び、別れの挨拶をするとその晩旅立ったんだ。

これ、わたしたち看護師はよく知ってます。「最後の輝きが始まったよ」っていつも言うんです。先々週も、うちの病棟で似たようなことがありました。「歴史的」って、何なのでしょうね。

＊

同様の書き込みが、認知症患者の家族などを対象にしたさまざまな自助グループのサイトにも現れた。ただし、その言葉がいくら感動的で信頼に足るものだとしても、それらの証拠としての価値は、TLの過去の事例を振り返った初期のレビュー論文で引用されている古い時代の報告よりも目立って高いわけではない。それでも、小さな一撃の繰り返しがオークの巨木を倒す（訳注：小さな努力を積み重ねればいずれ大きな成果を得られることを意味する欧米圏のことわざ）と言うとおり、現代の報告の数が増えるにつれて、終末期明晰はじわじわと科学界の注目を集めだしたのだった。

終末期明晰との出会い

一例を挙げよう。二〇一四年一一月、アメリカの心理学者ジェシー・ベリングが、科学誌『サイエンティフィック・アメリカン』で連載していた人気コラム「ベリング・イン・マインド」で、この現象を取り上げた。ベリングはその短いコラムを使って、終末期明晰について当時わかっていたことを説き、心と脳の関係を含めたその意味を俯瞰的に論じた。ベリングはかつて自身の身内に起きた同様のケースを目撃しており、終末期明晰に対してとりわけ理解があったようだ。

わたしは新世代のネオダーウィニズム派唯物論者にも引けを取らないほどの、ラディカルな合理主義者である。とはいえここ何年かは、わたし自身の論理的理解を頑として拒んできた、二、三の特異な個人的経験を、なんと言うか「隔離」しなければならなかった。（略）二〇〇〇年の初めにわが母が他界したのだが、そのときわたしは、一部の研究者が「超常的」とでも呼びそうな最後の別れを経験したのだ。当時も大きな感動を覚えたが、あれから十数年がたったいまでも、そのことについて話そうとすると胸にこみ上げるものがある。

母が（子宮がんとの長い闘いの末に）五四歳で生涯を閉じた前の晩、わたしは母の病室で母と並んで眠っていた。じつのところ、その数日前に、わたしは母を失う悲しみを一足早く経験していた。その日に母が昏睡状態に陥り、ホスピスの看護師から、母の意識が回復することはもうないだろうと告げられたのだ。だから、その晩、母の肉体が物理的な機械として事切れるのを待っているのは、「母」をあらかじめ失うことに比べれば難しくなかった。数日前のほうが、わたしの心はよほど折れていた。

すべてがあっという間の出来事で、わたしはおそらく若さから、また母の死が間近に迫っていることを否定したい気持ちから、自分がどれだけ母を愛しているか、母が自分の母であったことにどれほど感謝しているかをうまく切り出せずにいた。ところがその後、午前三時ごろのことだ。ふと目を覚ますと、母がわたしのほうに手を伸ばしていた。母の意識はとてもしっかりしているように見えた。弱っていたので話すことはできなかったが、その瞳がすべてを語っていた。

わたしたちは五分ほど手を握り合っていた。わたしはすすり泣き、母の頬にキスをし、それまで言いたくて言えなかったことを全部伝えた。ほどなくして、母はふたたび、今度は永遠に目を閉じた。そして、その翌日に亡くなったのだ。その場では「超常的」という感じはしなかったし、いま振り返ってもそうだったとは断言できない。一方で、あの経験をなんと呼べばいいのかわからなかったのも確かだ。実際、名前はまだなかった。

いまはある。「終末期明晰」と言う。（略）完全に信じているわけではない。しかし、傍目には認知機能をすべて失っているようにしか見えなかった母が、あの完璧な五分間のコミュニケーションをどうやってなしえたのか、わたしにはどうにもわからないのだ。あれは母の不死の魂だったのか？　死にゆく脳の最後の盛り火だったのか？　ただ、これだけは言える――あれが起きてくれて本当に良かった、と。[2]

わたしが終末期明晰に興味を抱いたのも、同じような経験をしたからだった。まだウィーン大学の学生だったころ、TLに関する記事が世に出はじめる何年か前のことだ。当時、わたしの祖母が血管性認知症とおぼしき症状に悩まされていた。最後の年はほとんど話せなくなり、自分から会話を始めることはもうできず、簡単な質問にすらうまく答えられなくなっていた。ところがある日、母から電話があり、スイスのジュネーブにいる祖母にいますぐ電話をするようにと言われたのだ。「たったいま、おばあちゃんと話したの。何がどうなっているのか、よくわからないけど……でも、あなたも電話するべきよ」

わたしが電話をかけると、果たして祖母が電話に出た。疲れたような静かな声だったけれど、口調ははっきりしており、優しく思いやりがあって愛情深い、健康を害する前の祖母の声そのものだった。祖母は久しぶりねと言い、それからふたりで話をした。わたしは、ジュネーブの祖父母の家で過ごした子ども時代の楽しかった日々について話し、祖母に感謝した。わたしの母方の祖父母は、戦争と、ナチス時代のドイツを襲った集団的狂気から逃れるためにドイツからスイスに移り住んだのだ。一方の祖母は、わたし(や、わたしの兄)とたくさんの素晴らしい時間を分かち合えたことに感謝を述べた。「あなたのおかげで、わたしたちの人生は喜びにあふれていたわ」と祖母はささやくように言った。いや、違う――おばあちゃんこそが、ぼくらの人生にたくさんの喜びと温もりを授けてくれたんだよ。ありがとう。そしてわたしたちは、お互いが覚えている印象深い思い出について語り合った。祖母に感謝したい理由はいくらでもあった。

それから、祖母は最近のことに話を移した。祖母は、なぜ自分が看護師に世話をされているのか理解していた。ここ数か月は身体がとてもだるくて、何かあってもすぐ忘れてしまう、とも言った。そうした会話が一〇分ほど続いた。祖母の受け答えは終始明快で、混乱したり物忘れをしたりする様子はまったくなかった。つまりその会話のあいだ、祖母はわたしが子どもだったころの優しくて愛情深く心の温かな祖母に戻っており、その祖母をわたしはもう一度経験できたのだ。以前の祖母の自己、すなわち祖母自身を、もう一度。

この話は、一方では美しく、他方では胸が引き裂かれるようでもあった。なぜならわたしは(わたしたちは、だったといまでは思う)、電話越しながらともに過ごしたこの贈り物のような時間はつかのまにすぎず、これがふたりの最後の会話になると気づいていたからだ。そして、実際にそのとおりになった。

呼び声を聞く

この出来事の数週間前、わたしは偶然にも、オーストリアの精神分析医で神経学者のヴィクトール・フランクルが、ウィーン大学医学部(現ウィーン医科大学)でおこなった最終講義のひとつに出席していた。

当時九〇歳を過ぎていたフランクルは、ホロコーストの体験を明かした『夜と霧』(池田香代子訳、みすず書房ほか)で最もよく知られるほか、自身が創設した、科学的事実を踏まえつつも人間の人格性について還元主義的ではない立場を取る精神医学と心理人類学の画期的な著作でも高い評価を得ていた。[3]

この立場との関連において、フランクルは、かの「精神科医としての信条」を提唱した。

これは、人間的な医療のための方針または指針として、ひとりひとりの精神的《ノエティックな》人格、すなわち「内なる」人格の、病を超越した、また病には破壊しえない本質や尊厳に無条件の信頼を置くというものである。つまりフランクルは、彼が言うところの「精神生理学的な有機体」と意識ある個人の自己を、ひとりひとりの内なる核を区別していたのだ。

> 精神的人格は、神経症によって弱ったり損なわれたりすることはあるが、破壊されることはない。病に壊されるか蝕まれる可能性があるのは、精神生理学的な有機体だけである。（略）したがって有機体の死滅とは、その人格へのアクセスが難しくなるということであり、それ以上でも以下でもない。そしてこれこそが、われわれの精神科医としての信条である。人格への無条件のこの信頼、「見えない」けれど破壊されることのない、精神的人格への「盲目的」な信頼である。この信頼なくして、わたしは医者でありたいとは思わないだろう。[4]

祖母と最後に言葉を交わしたとき、それがなぜ、どうして起きたのかわからなかった。最後に素晴らしい会話ができたという、予期せぬ贈り物に感謝しただけだ。思うにわたしは、のちに話を聞いたりやりとりをしたりする多くのTLの目撃者に劣らず、そのことへの準備ができてなかったのだろう。病や障害を超えた、あるいはそれらの陰に潜む、壊すことのできない内なる人格についてフランクルの考えを聞いたのは、先述のジョン・C・エックルスへの電話インタビューからわずか数か月後のことだった。

もっとも、フランクルが(エックルス同様に)明示的に語った信条はあくまで推論であり、さらなる実験的調査や検証を受けつけるものではなかった。ホロコーストの生還者であるフランクルがその信条を世に問うたのは、ホロコーストの終焉と彼自身の強制収容所(ダッハウ収容所の一部)からの解放後、四年もしないうちだった。しかし、だからこそ彼は、ヒトラーと国家社会主義者たちが犯した「安楽死」という残虐行為への抗言として、人間の人格の破壊しえない尊厳にこれほどまで強い信念を示したのではないだろうか。

フランクルの信条は、認知能力が著しく損なわれた者や、昏睡状態にさえある者も人間であることに変わりはないというものであり、当時もいまもファシズムとは対極にある。そしてこの見方に照らせば、人であることの根幹をなすものは、人間の機能的能力ではないことになる。

人格性とは結局のところ、わたしたちが他者目線で見定めたり、その帰属を決めたり否定したりするものではなく、わたしたちがただ出会い、認め、受け入れ、尊重するものなのだ。ひとりひとりの人格は、とりわけ一時的にせよずっとにせよ、自分自身の面倒を見られない弱者のそれは、自分に心を砕くよう、病気や衰弱の陰にある内なる人格の存在や尊厳への信頼を失わないよう、わたしたちに呼びかけているのである。

祖母との最後の会話の意味を理解しようとしたとき、わたしはもうひとり、スイス系アメリカ人の精神科医で死亡学の先駆者であるエリザベス・キューブラー・ロスとその講義のことも思い出した。キューブラー・ロスと彼女の医療チームは、意識の混濁した患者(主にがん患者)が、死の直前に活力と意識の清明度を高めることを多くの事例で見出していた。[5] この現象自体も興味深いものだが、重い神経障害や認知障害の事例に見られる自発的な寛解や明晰な意識の回復に比べれば、まだ説明がつくかもしれない。また、キューブラー・ロスは偶然にも、重度の認知症患者が死の前に明晰さを取り戻すケースもときおり観察していた。もっともそう言及しているだけで、わたしが見るかぎり、彼女は自身の事例集にある終末期明晰の偶発事例らしきものを深掘りしてはいなかった。

わたしはといえば、学者としての人生を歩みだしたちょうどそのころ、神経疾患や認知障害の患者の終末期に驚くべきことが起きている可能性を突きつけられた。フランクルの「精神科医としての信条」を知り、エックルスの意識ある自己の超越的な性質を認める力強い言葉を耳にし、キューブラー・ロスの観察を思い出した。祖母と最後の会話を交わす、ほんの数週間から数か月前に。祖母との会話は、そうした暗示に間違いなく力を与えた。なぜなら、いまやわたしは、そうした考えの確かな後ろ盾となる出来事をじかに経験していたからだ。

わたしは、祖母の自己と人格が、彼女の著しく衰えた神経機能を超えて生きながらえ、死の間際になんらかの方法で「よみがえった」のをこの耳で聞いた。理由はどうあれ、あらゆる医学的常識に反して、以前の自己の回復を可能にする何かが起こったのだ。またこのことは、自己は肉体の病気や衰弱や死滅の犠牲に完全になるわけではないという、フランクルやエックルスの主張と重なるように見えた。

こうしてわたしは途方もないことを経験し、その経験を理解する助けとなりそうな理論的見解に出会ったわけだが、それ以上は問題を追求しなかった。祖母との最後の会話は、説明しがたい個人的な体験として自分のなかにあり続け、ときおり思い出してはありがたく思ったり、あれはどういうことだったのかと考えたりしたが、それだけだった。

時はそれから一〇年ほど進む。前にも述べたとおり、二〇〇九年に、終末期明晰に関する初の査読つき論文が『神経・精神疾患ジャーナル（The Journal of Nervous and Mental Disease）』『緩和ケアと支持療法（Palliative & Supportive Care）』『臨死研究ジャーナル（The Journal of Near-

Death Studies)』の各誌に発表され、ようやくわたしは、あの経験はもっと大きな現象の一部だったのだと思い至った。だから、これらの最初の報告を読んだとき、純粋な科学的好奇心はさておき――わたしはウィーン大学で認知科学論を教えるようになっていた――わたしを立ち止まらせて考え込ませたのは、ほかならぬ自分自身の過去の記憶だった。一〇年前に経験したことをもっと深く理解するために、あのとき目にし、耳にしたことと向き合うときがついに来たのだ。

また、そうした個人的な動機とは別に、終末期明晰が示していると思われることは、臨床的な観点からも哲学的な視点から見てもきわめて重要に思えた。あまりに重要すぎて見て見ぬふりをしていられなかった、というのが正直なところだ。

わたしは終末期明晰についてもっと知りたくなった。だが残念ながら、参照できる資料があまりなかった。このテーマに取り組んだ研究はほとんど発表されていなかったのだ。おまけにご存じのように、既存の研究の大半は一、二世紀前に起きた事例を扱っていた。現代の事例の報告はないに等しく、ただしマクラウドの前向き研究（二〇〇九年）[6]――終末期明晰を対象にした当時唯一の前向き研究だった――によると、終末期の患者のおよそ六パーセントが（中枢神経系に問題のない患者も含まれていたが）、期間はさまざまながら、死の直前に終末期明晰のエピソードを経験しているらしかった。

この現象は、どうやらほんのひと握りの患者に起きているようだ。かといって、超レアケースというほどでもない。しかしマクラウドのデータからは、こうした事例が認知症患者やそのほかの「治療不能」な神経症を患う所定の患者群において、どのくらいの頻度で生じるのかは推測できなかった。

終末期明晰に関する最初の三つの論文は、奇《く》しくもウィーン大学の二〇〇九年夏学期の終了とほぼ同時に発表された。わたしは、学期末にはたいてい――講義やゼミの主要な題材をひととおり教え終え、学生たちが期末試験やレポートの準備に追われだすと――あまり知られていない研究成果や新しい調査手法など、(いまはまだ)必修ではない題材を論じることにしている。そこで、ウィーン大学で受け持っていた認知科学ゼミの午後の期末授業のひとつで終末期明晰を紹介すると、そのときに自分が知っていたことを伝えてみた。

伝えられたことはたいしてなかった。それでも、そうした事例で何か不思議なことが起きているのを実感するには十分だった。学生たちもまた、終末期明晰が、理論的にも臨床的にもきわめて広範な意味合いを内包する驚くべき現象であることを理解したようだった。期待したとおり、その発表は白熱した議論を呼び、ゼミを終えたあともわたしたちは近所のカフェで話し続けた。

その日の午後遅く、数名の学生のグループが、終末期明晰の現代の事例を研究するなら手伝わせてほしい、と申し出てきた。それが終末期明晰の科学的な、そしてじきに哲学的ともなる試みと冒険の始まりだった。そのときには、それが自分のキャリアの方向性まで変えることになろうとは思いもしなかった。

第 II 部

終末期明晰

見届けるときが近づいている
とても穏やかで
このうえなく完璧なものを
遠からず成就すると思われる望みを
――アンリ・ドゥ・リュバック

Terminal Lucidity

第 5 章

実態解明に向けて——パイロット調査とその影響

Approaching Terminal Lucidity: The Pilot Study and Its Aftermath

体系的な調査の開始

よくわからなかったり、ほとんど知られていなかったりする現象を理解しようと思ったら、まずやるべきは、その現象をできるだけ体系的に把握することだ。いまある資料ではそれができなかった。ナームとグレイソンが集めた歴史的事例の報告や、わたしがウィーン医科大学の過去の研究から見つけたそのほかの報告は、体裁がばらばらだった。長さがばらばらなら、質もまちまちで、とりわけ何をどう書くかという記述の違いは大きかった。

そんな状況では、信頼できる記述を見つけるのはもちろん、手に入る資料をもとに定義づけをするのも不可能に近かった。一定数の患者の認知機能が突然回復した可能性があり、そのうちの一部は長患いの重度の認知障害者だった、という共通項があるくらいだ。そのうえ、報告がひとつとして似ていない(ように見えた)。これは、書き手が注目した患者の明晰性のエピソードの側面が違っていたというより、個々の事例がそれだけ多様だったことが原因だろう。

だがその不十分さは、取るべき道をかえって明確にしてくれた。つまりは、最近の事例をただ集めて雑多な報告をいっそう雑多にするのではなく、そうした事例を体系的に記述して比較できるようなシンプルな方法論を編み出し、この先の研究では、TLのエピソードの前後や最中に実際起きたことにフォーカスできるようにすればいいわけだ。別の言い方をすると、比較可能な現代の事例報告を十分な数だけ集めるには、特定の特徴や変数の入力を要する質問票を作る必要がある、ということになる。

そこでわたしは、患者の人口統計データ、病歴、TLのエピソードの前や最中の典型的な一日における患者の認知・精神機能の状態、エピソードの持続時間、エピソードが生じてから患者が亡くなるまでの時間といった、過去の報告の一部には欠けていた項目を含む質問票を作りはじめた。さらに記憶の歪曲を避けるため、過去一二か月に目撃された事例だけを集めて分析することにした。

質問票（オンライン回答方式）の信頼性をテストし、その質問で新しい事例を見つけられるかどうかを確かめる予備的な調査を「パイロット調査」と呼ぶ。わたしたちはパイロット調査として、まずドイツ語圏の国々（ドイツ、オーストリア、スイス、リヒテンシュタイン公国）のホスピスと緩和ケア病棟と介護施設に質問票を送った。そして待った。何が起きるのかわからず、じりじりしながら待った。何かが起きるのかどうかもわからなかった。当然ながらその時点では、なんらかの反応なり報告が返ってくるのか、返ってくるとしたら何件か、またそれは終末期明晰の現象学的特徴の少なくとも最初の近似を得るのに十分なのかどうか、何ひとつわからなかったからだ。

しかし、いったん質問票が送られると、報告はゆっくりながら着実に届きはじめた。最初の回答は質問票を送った翌日に返ってきた。ひとつ、またひとつと届き、数週間のうちに二九件の回答があり、その数はさらに増えた。ナームたちが二五〇年に及ぶ文献のなかから約八〇の事例を見つけたことを考えると、事例の数は予想よりもたくさんありそうだった。めったにない現象を扱っているとばかり思っていたので、この短い期間にこれだけの数の報告が届いたのは驚きであり、同時に励まされもすることだった。

さらに、最初に集まった事例を分析したところ、ナームとグレイソンによる初期の発見の一部と重なる点が見えてきた。終末期明晰が起きるのは特定のタイプの神経疾患に限らないことを、わたしたちも発見したのだ。受け取った事例報告の半数以上は認知症患者にかかわるものだったが、そのほかにも、脳腫瘍や外傷性脳損傷、脳卒中後の認知障害を患う患者や、詳しい記載はないが深刻な認知障害を抱える患者の事例もあった。

ここに来てわたしは、ほかの研究者が似たような発見をしていないか気になりだした。二〇〇九年に発表された三つの論文や、その後の追跡調査の結果に触発された学者がいるかもしれない。それでわたしは、死と死にゆくことに関する心理学を専門とする同僚やほかの研究者に聞いてまわった。ところが、驚くことに——そのころには、この現象は科学界で多少なりとも注目を集めはじめていた――こうした事例を体系的に集めて分析している試みは、ほかに見当たらなかったのだ。現象自体を知っている人は多かったし、自分も目撃したとか、わたし宛てに事例報告を送ったという人もなかにはいたが、積極的に追求しようとはしていなかった。あるいは追求していたとしても、世間からは気づかれずにいたか、こちらの研究コミュニティの情報網をすり抜けていたのかもしれない。

ＩＡＮＤＳでの発表

そのころ、ウィーンの老舗コーヒーハウス〈カフェ・フロリアニホフ〉で、仲間うちの非公式な認知科学ワーキンググループの定例会を開いたときのことだ。研究仲間のひとりが、国際臨死研究学会（ＩＡＮＤＳ）の年次総会でパイロット調査の結果を発表してはどうか、と話の流れでわたしにすすめてくれた。米国ノースカロライナ州ダーラムを本拠とするＩＡＮＤＳは、臨死体験の肉体的、心理的、社会的、精神的側面の研究に加えて、死と死にゆくことに関する心理学の研究も広くサポートしている、最古参の国際団体である。今日、ＩＡＮＤＳは科学的研究からやや距離を置き、（臨死体験に対する一部の非科学的な取り組みを含め、真面目な臨死研究からシャーマニズム的な狂騒までのあらゆるアプローチを包含した）死にかかわることと超常的なことの双方の拠点《ハブ》としての役割を強めている。だとしても、とその研究仲間は続けた。死にかかわるさまざまな関心が集まるこの拠点なら、志を同じくする研究者が見つかるかもしれないですよ。たとえば、すでにいくつか事例を集めているものの、素材が足りずに成果の発表には至っていない研究者とか。

それで二〇一四年に、カリフォルニア州ニューポートビーチで開かれたIANDSの年次総会で、わたしはパイロット調査の成果を発表することにした。ところが、進行がんを患っていた身内が重体に陥り、総会の数日前に出席を取りやめざるをえなくなる。結果的に発表はおこなわれたのだが、この件については、総会の幹事のひとりである、たいそう親切で心優しいロバート・メイズに頭が上がらない。というのも、メイズ本人が果敢にもプレゼンの代役を引き受けてくれ、わたしのお粗末なメモ（わたしは講演はたいてい即興でおこなう）とパワーポイントのスライドだけを頼りに、わがチームの研究成果を会場で発表してくれたのだ。いま思い返しても、メイズがわたしの当初の疑念を退けて、この発見は重要で意義深いものであり、たとえわたし自身の出席が叶わなくても総会で発表するだけの価値がある、と説得してくれたことには感謝しかない。

もっとも、この異例の計らいは、いくつかの想定外の結果を招いた。代役を頼んだときには知らなかったのだが、ロバート・メイズは、わたしたちウィーンの研究とは別に人間の魂に関する複雑な二元論を考えており、[1]そのためだろうが、終末期明晰の研究成果に関する（素晴らしい）発表で、当初こちらが意図した以上の踏み込んだ議論を展開したのだ。メイズにしてみれば、わたしのチームのデータは、「何か」――魂――が、神経の障害のみならず、全神経活動の終焉（脳の死）をも超えて存続しうるという、彼の信念を証明してくれるものだったわけである。

わたしがその発表をしていたら、そこまでは踏み込んでいなかっただろう。とはいえ、わたしの意図と寸分違《たが》わない講演をするようロバートに求めるのも筋違いというものだった。

しかし結果として、総会に出席していた各種ネットメディアの記者やブロガーの一部は、わたしたちウィーンのパイロット調査の成果を言葉どおりに受け取った。そして、大衆メディアやブログ界が一般に記事を「盛る」傾向があることを踏まえても、その報道は想像以上に煽動的だった。「死後の世界がついに判明」――ある記事はそんな見出しをつけた。「アルツハイマー病は治療できる」という見出しもあった。言うまでもなく、これらはわたしが主張したかったことでも、ロバートが実際に講演で話したことでもない。前にも述べたが、この講演の本来の目的は、終末期明晰という現象にしかるべき注目を集めること、そして、わたしたちが共同研究に興味があり、研究パートナーを求めていることをほかの研究者に知ってもらうことにあった。だから、人であることの本質だとか、TLのような事例における唯物論の「説明のギャップ」(訳注：意識の研究で使われる用語で、脳で生じる物理的な現象と心が感じる意識的な現象の違いの説明の仕方に断絶があることを表す)などについては触れないつもりでいた。そうでなくてもパイロット調査の事例数は限られていたので、臨床的あるいは哲学的な主張や推論を強く打ち出すのは時期尚早だと思ったのだ。

IANDSが臨死体験に重点を置いていたこともあり[2]、わたしは臨死体験の研究者に、終末期明晰と臨死体験の類似点をどう考えているか聞いてみたいと思った。もっと言えば、臨死体験でときおり報告される、認知能力のポジティブな変化との類似点について聞いてみたかった。この点がとくに引っかかっていたのには理由がある。当時、わたしは臨死体験者に関する研究を発表したところだったのだが、彼らが臨死体験中に、ときに普段の状態をも上回る並外れた覚醒感を覚えたと報告していたのだ(この発見については、のちの章でさらに論じよう)。臨死体験と終末期明晰が似ているのは、単なる偶然だろうか？　それともこれは、死ぬときの心に生じる共通の現象の存在をほのめかしているのか？　その答えはまだ定かではない。

第6章

「話がしたい」
——思わぬものを
目撃した人々の孤独

"We Need to Talk": The Loneliness of Witnessing the Unexpected

ついに上がったヴェール

一方、まったく予想していなかった（予想できなかった）ことも起きた。記事が公開されて数日のうちに、わたしが終末期明晰に関心を抱いているというニュースが広まり、親族や友人や患者の終末期明晰を目撃した人々からのさらなる報告を含む、手紙やメールが何十通と届いたのだ。いくつか追加の報告があればいいとは思っていたが、これほど来るとは予想外だった。そのときの状況は、心理学者のレイモンド・ムーディが、一九七五年刊行の有名な著書『かいまみた死後の世界』[1]（中山善之訳、評論社ほか、邦訳の初版は一九七七年）で「臨死体験（略称：NDE）」という言葉を生み出す前の、臨死体験者が置かれていた状況に通じるものがある。現在のわたしたちは、深刻な生命の危機を生き延びた人々や、心停止から蘇生した人々の八パーセントから一八パーセントが臨死体験をすることを知っている。[2]とくに一九七〇年代初期以降は、救急医療の進歩とともに蘇生の成功件数が大幅に増え、それにつれてNDEの体験者や報告者の数も増加している（ただしその後の調査が示すとおり、臨死体験自体は何世紀も前から報告されている）[3]。

レイモンド・ムーディは、最初にこの現象の体系的な調査に取りかかったとき、新たな事例が見つかるかどうか自信がなかったという。過去の報告があまりに少なかったからだ。その現象を表す言葉すらなかった。しかしそのわずか二年後、『かいまみた死後の世界』の刊行を機に、分析も評価も追いつかないほど大量の事例が集まってくる。

いったいどういうことだろうか？　話はごく単純だ。すでに論じたように、とてつもなく深遠で人生が一変するような体験をした人々は、それを語る言葉が見つからないと、自分自身のことや自分の体験はおろか、ともすればその体験の記憶まで疑ってしまう。ところが、「臨死体験」という言葉がこの現象を語るのに必要な語彙を生み出したことで、せき止められていたものが一気にあふれ出した。そうした体験を抱えながら生きてきた人々が、ついに語る言葉を得たのだ。「これはわたしの身に起きたことだ。わたしはひとりぼっちではないのだ。わたしが体験したことには名前があるのだ」と。

ＩＡＮＤＳでの発表を取り上げたメディアの報道も、似たような反応を引き起こした。最初の記事が世に出ると（そこには「終末期明晰」という用語が使われていた）、言葉があふれ出した。家族や友人として終末期明晰を目撃した人々ばかりではなく、医療従事者や、ホスピスや緩和ケア病棟や認知症患者の介護施設で働く人々からも証言が届いたのだ。報道から数日のうちに、わたしは次のような手紙を何十通も受け取っていた（そして受け取り続けた）。

あなたにどうしてもお礼を伝えたくて……わたしたち看護師は、「最後のがんばり」とか「セカンドウィンド」（訳注：本来はランニング用語で、走りだしてからしばらくたつと心拍が安定して身体が楽になることを指す）などと呼んでいます。わたし自身も、何度も目にしました。患者さんが亡くなる前に「戻ってくる」のです。最初に見たのは看護学生時代でした。わたしがおろおろしていたら、看護師の先輩が「看護の現場ではちょくちょく起きるのに、通常の実習では教わらないことってあるものよ」と教えてくれました。本当に先輩の言うとおりでした！

＊

終末期明晰に関するあなたの講演と研究についての記事を読みました。この五年間、看護師として働くあいだに、何度か終末期明晰を目にしました。でも、そのことをオープンに話せるのは同僚ひとりだけでした。科学がようやくこの現象に気づいてくれて、うれしく、ありがたく思っています。

＊

長年、修道女として、女子修道院に暮らす年長のシスターのお世話をしています。祈り、見守る日々です。シスターたちのためにわたしたちも生きております。それを初めて見たのは、敬愛するマザー・スーペリア・エメリタス（名誉女性修道院長）がお亡くなりになったときでした。その数年ほど前から、マザー・スーペリアは重い認知症を患われていました。ですが、最後の二日間に、わたしたちのもとに戻ってきてくださいました。「かつての」マザー・スーペリアが、あの気高い心と聡明さのままに復活されたのです。見るからにお元気そうなご様子でした。それが、あなたが調査なさったものとの最初の出会いでした。

ところが、わたしどもの神父はこの話にまともに取り合おうとせず、女子修道院を担当している医師に至っては、「復活したマザー・スーペリア」など信者のそら言だろうと思っていることを隠しもしませんでした。そんなことはありえない、と医師は言いました。認知症患者がときおり意味のある行動に似たふるまいをすることはあるが、ひとりでに病気が治るなど論外だ、と。

しかしマザー・スーペリアは、わたしたち八人のシスター全員の顔をおわかりになり、名前を呼ばれ、昔授けてくださった信仰の教えもじつに細かく思い出されたのです。その数年後、女子修道院の最も年配のシスターによく似たことが起きたのですが、そのときはもう医師には言いませんでした。どのみち信じてくれませんから。こうした状況が、あなたとお仲間の研究の成果によって変わることを願っています。

「これは現実なのか?」

受け取った手紙から、この現象のもうひとつの側面も明らかになった。過去の証言では、あったとしてもほとんど注意を払われていなかった側面だ。つまり、終末期明晰を目撃した家族の反応である。

多くの家族は、自分たちが経験したことに深く感動し、感謝の念を抱いていた。その理由は想像に難くない。アルツハイマー病などの認知症と診断されてから患者が亡くなるまでは平均して一〇年ほどある。これは、家族の長であり、母や祖母であり、夫や親友であり、おばやおじである大切な人の知的能力が、次いで人格と性格がだんだん崩壊していくのを悲痛な気持ちで見守る一〇年間でもある。ゆっくりした別れを経験する一〇年だとも言えるが、ゆっくりだからといってつらさが和らぐことはなく、現実はむしろ逆だ。そしてついにあるとき、自宅で家族だけの力で介護するのは限界だと悟り、その人は介護施設か、もっと症状が進んでいればホスピスに入ることになる。

それからしばらくたったある日、思わぬ電話が入る。看護師か親族が電話をかけてきて、〇〇さんの調子がまた良くなったと告げる。驚くほど元気で、記憶が戻っており、周囲の状況をきちんと理解して話をしているというのだ。感謝を述べたり、ときには身辺の整理をしたり、仲違いしていた相手と和解したりして、この世を去る準備をしているらしいと。いったい何事かと思うが、電話相手の声の切迫感から疑いは払拭される。何かとても不思議なことが、見逃してはならないことが起きているのだ。

それで介護施設に駆けつけて病室を訪ねると、そこで、二度と「普通の会話」はできまいとあきらめていたその人の終末期明晰を目撃する。何が起きているのか、さっぱりわからないままに。準備しようがないものを、おそらくは聞いたことすらないことを、どうして理解できるのだろうか？　その後、家に戻り、とまどいと冷めやらぬ感動のなかで考えにふける。あんなことが起きるなんて思わなかった。何か情報はないだろうか、ネット上にでも。だが、めぼしい情報は何も見つからない。

運が良ければ、ホスピスの職員や緩和ケア病棟の看護師向けのネット掲示板が見つかるかもしれない。そこは、このテーマが話し合われている可能性が最も高い場所である。理由は単純で、彼らは終末期の認知症患者とおそらく最も多くの時間を過ごしており、ゆえに終末期明晰を目にするチャンスも最も多いのだ。とはいえ、この手の場所で見つかるのは、個人の雑多な書き込みや、それに対する体験者の返信がほとんどで、それ以上のレベルで自分の体験を証明できるものはない。これはしばしば、認知的不協和（訳注：心理学の用語で、自分のなかに矛盾するふたつの認識が同時に存在する状態、またはそのときに覚える不快感を指す）を生み出す。一方では、あなたは死にゆく配偶者か親族か友人と個人的で深く心を揺さぶられる経験をし、その経験を分かち合った。それはおそらく、生や死や人格性に対するあなたの見方に根本的な影響を及ぼす（多くの証言者がそう語っている）。また、この記憶が自分のなかに残り続けるだろうとも感じている。だが他方では、いま見たことを表す言葉も定義も存在しないのだ。これは本当のことなのだろうか？　これは果たして現実なのか？　別の報告者はこう書いている。

父の「復活」は、わたしの人生でたった一度の、医学の奇跡に近いものを目撃した瞬間でした。ですが、そのことについて語り合える相手を探しはじめてまもなく、奇跡との遭遇以上に人を孤独にするものはないと悟りました。わたしが話した相手は、だれひとりこの現象のことを知らなかったのです。そもそも、それを信じようとする人がほとんどいませんでした。あるいは経験したこともないのに、なにやら難解で超常的なことをその場で説きだす人もいて、わたしはますます混乱するとともに、この経験はひとりで抱え込むしかないのだ、という思いを強くしました。説明など求めていませんでした。ただ、わたしの言葉に耳を傾け、わたしの経験を受けとめてくれる人と話したかっただけです。けれども、その願いは叶いませんでした。

＊

恋人が（エイズに関連する）認知症になったとき、当初は応援してくれた友人たちも、彼のふるまいに耐えきれなくなって離れていきました。やがて訪ねてくる人はなくなり、ひどく寂しい時間を過ごしました。薬はもはや効かず、彼の意識の混乱は日増しに悪化していきました。その後、彼は視力を失いました。指導者たちの目に、いえ、だれの目にも将来有望に映っていた、かつての舞台俳優はあとかたもなく消えました。舞台の上であれほど輝いていた、シラノ・ド・ベルジュラックの役を見事に演じていた、型にはまらない変わり者や、世間の俗っぽさに絶望していた人々にいつでも心を開いて接していた、才能あふれる優しい恋人が、です。かつての面影はもはやなく、あの素晴らしい人物を想起させるものは何も見当たりませんでした。ただ美しい手だけが残っていて、彼は自分の幻覚と会話しながら、その手をひらひらと動かしていました。

そのころの彼は、だれの訪問を拒否したわけでもないのに、もはや「いないこと」にされていました。わたしたちは寂しくてたまりませんでした。というか、わたしが寂しくてたまりませんでした。なにしろ彼には空想の友達がいましたから。ところが最期の日、亡くなる少し前に、彼がわたしの目をじっと見つめたのです。嘘じゃありません。目は見えなかったけれど、どうにかしてわたしの目を見つけて、こちらをまっすぐ見つめたのです。そしてわたしの手を取ると、最後まで一緒にいてくれてありがとう、と言いました。それから、自分の蔵書や俳優時代のさまざまな思い出の品を友人またはきょうだいのだれに遺贈するか、わたしに頼んで書きとめさせました。彼は覚えていたのです。もちろん身体はとても弱っていて、話すのはゆっくりだったし、口も乾いていました。でもそうしたことを超えて、彼は見違えるほど元気になり、持ち前の優しさも取り戻していました。

わたしたちは少し時間を取って、葬儀についての彼自身の希望をひとつひとつ確かめていきました。それはごく自然なことのようで、同時に途方もなく不思議なことでもありました。彼の死へと向かうあの耐えがたい旅全体を通しても、最も不思議な体験だったかもしれません。それから一、二時間たったころでしょうか、彼からふっと力が消えました。息が苦しそうになり、うとうととまどろみはじめました。わたしはそっと部屋をあとにし、病院の廊下に出ました。彼の病床を離れるのは、まるで魔法の空間を離れて、病院の冷たく厳しい現実に戻ってくるような感覚でした。

廊下で病棟医に会ったので、恋人が完全に覚醒して意識がはっきりしていたことや、こちらの目を見たことを伝えたところ、病棟医はそれには答えず、(恋人の)血液の数値が悪化していたから万一の覚悟をするように、とそっけなく言っただけでした。その晩、友人たちに電話したときにも、返ってきたのはほぼ同じ「信じられない」という言葉でした。彼ともう一度言葉を交わせて、わたしはとても幸せでした。でも、そんな贈り物をもらったのにだれにも信じてもらえないなんて、それがどれだけ寂しいことかわかりますか？翌日、恋人は大きな脳卒中を起こして死にました。あれほど幸せで、そして惨めだったのは、あとにも先にもあのときだけです。彼との最後の時間はわたしの胸のなかにしまってあります。いまだに話すことも書くこともできません……涙、涙なしには。

こうした人々が目にしたことを語れる言葉は、本当に少ない。何がそこで起きているのか、同じような状況に置かれたほかの人々がどう乗り越えたのかを学べる資料はないに等しい。ここでもまた、人々――わたしたち――には、普通ではない驚くべき経験に対処するための物語とロールモデルが、コミュニティが必要とされているのだ。

そして、直面している現象が複雑で謎めいていて実存的であるほど、コミュニティを求め、証明を要し、支えを欲する人々の思いも強くなる。個人的な対話が難しいなら、せめて文章やナラティブや物語の形でそれが得られればいいのだが、あいにくこの点でも頼りになるものはほとんどない。それどころか、終末期明晰のテーマに広範に取り組んだものとしては、本書が英語で書かれたまさに最初の本なのだ（終末期明晰をテーマにした最初の書籍並みの長さがある論文としては、ミヒャエル・ナームによる「暗闇に終わりが見えたとき〈Wenn die Dunkelheit ein Ende findet〉」を、ドイツ語を解する読者にはとくにすすめたい)。今後はもっと増えることを期待している。

ともあれ、この角度——終末期明晰を目撃した人々の視点と心理的な欲求——から眺めると、この問題への対処の仕方はおのずと見えてくる。それは心理療法的というか、牧師がおこなう心のケアにかなり近いやり方になる。つまりわたしたちは、終末期明晰に直面した人々のニーズにも耳を傾け、彼らがその問題を受け入れて乗り越える方法を見つけられるようサポートする必要があるのだ。そしてこのことは、彼らがみずからの経験を語り、その経験と自分自身を真剣に受けとめ、自分が何をどう経験したのかを理解できる機会をもうけることに必然的につながる。彼らの話に耳を傾けること。これはだれにとっても意味があることであり、おそらく終末期明晰とは、コミュニティに、また口承や文字による確立した伝統に、そうした一貫性や安らぎを与えているものを、互いにどう正しく差し出せるかをあらためて学び直すチャンスなのだ。それは言い換えれば、自分の経験が、そして自分や他者がその経験を生き抜いてきた方法が正当に評価される可能性が高まる、ということでもある。話を聞いてもらえることは、話を聞くことと同様に——たとえ自分や他者が経験したことをまだ十分理解できなくても、いや、理解できないならなおのこと——

その経験をひとりで抱え込まなくもいいという感覚を、つながりの感覚を与えてくれる。ただし、それには場が必要だ。感謝や優しさ、共感、慈悲といった最も基本的な人間らしい考えのいくつかを中心に築かれたコミュニティが必要になる。

　こうした背景をかんがみると、終末期明晰の研究が報じられた直後の数か月間に、とてもおおぜいの人々が自分の経験を伝えようとわたしに連絡してきたのは、さほど意外なことではないのかもしれない。ただし、そのなかでもとりわけ心を動かされたものがあった。それは、彼らと彼らの経験を真剣に受けとめてこの現象を体系的に調査したわがチームへの感謝であり、また、そうした経験に宿命的について回ると思われる、大きなとまどいを語った言葉だった。

　Fに別れを告げたとき、わたしたち家族が経験したことは、一方では素晴らしく、他方ではひどくとまどいを覚えるものでした。Fの認知症が進んで無気力状態《アパシー》になったときに、もっとFに気を配るべきだったのではないか、と考えてしまったこともそのひとつです。じつはFの意識はずっとはっきりしていて、わたしたちが気づかずにいただけなのでしょうか？　Fは会話をしたがっていたのに、わたしたちが耳をふさいでいたのでしょうか？　あるいは、そうでないとしたら――そのあいだずっと、Fはどこにいたのでしょうか？

こうしたとまどいはとても大きく、正直なところかなりもやもやします。Fとの最後の明晰な日々の喜ばしい記憶が、ときおりくすんで見えるのも間違いなくこのためです。自分が何を見たのかはわかっています。ただ、それを理解することができないのです。

＊

説明のつかない経験に対して、人はどうふるまえばいいのでしょうか？　わたしの家族は口を閉ざします。これまでもずっとそうしてきました。わたしたちはとまどい、祖母のあの明晰な時間の記憶を、それぞれがそれぞれのやり方で消そうとしました。あれ以来、家族でその話をしたことはほぼありません。わが家は合理性を尊び、なんでも科学的な基準に従って判断できることを誇りとしています。あの経験は、すべてが理屈で説明できていつでも「明快」な、わが家の合理的な世界と相容れませんでした。祖母の心が死ぬ前に明晰さを取り戻したことは、その世界にはまらない唯一のことだったのです。そんな家族のなかで、おそらくわたしだけが、宗教やスピリチュアルな手法にさえ頼りながら、この経験を理解しようとしています。それはともかく――祖母とともに経験したことは、わが家の世界観のなかでどこか独特の位置を占めています。それが、わたしたちが普段このことについて口を閉ざしている理由なのでしょう。

「別れのときが来たということなのか？」

とはいえ、とまどいであれば、彼らばかりではなくわたし自身も以前から抱いている。わたしのもとには、自分の親族にいままさに終末期明晰が起きている、という人からの連絡がときおり入る。メディアで紹介される（終末期明晰の）大半の事例では、たいていの患者が数時間から数日以内に死に至るので、わたしに連絡してくる人々も、予期せぬ明晰さを見せたその親族が遠からず亡くなってしまうことを危惧しているのだ。患者と明晰な会話ができるのだが、これは別れのときが来たということなのか、と尋ねられたことも一度や二度ではない。

母は一〇年前に認知症になりました。最初はかなりゆっくりとした進行でしたが、最後の二年は見るも哀れな状態でした。ですが、母はいま明晰なときを迎えています。みんな大喜びではしゃいでいます。奇跡が起きた、と言って。でも、これはどういうことなのでしょう？　母は死ぬのでしょうか？　わたしたちはその覚悟をすべきなのですか？

＊

いま起きていることについての情報が欲しくて探していたとき、終末期明晰に関するあなたの記事を見つけました。わたしの大おばが、数か月ぶりに呼びかけにはっきり応えたのです。わたしたちはいま、彼女がもうすぐ死ぬのではないかと心配しています。どうしたら大おばをもう少しこの世に引きとめておけるでしょうか？　それとも、死はやはり免れないのでしょうか？

＊

わたしの母は六年前から認知症で、いまは末期の段階にあります。母とはもうずいぶん会話をしていません。ところが昨日、介護施設にいる母を訪ねると様子が一変していました。まるでわたしの母が戻ってきたようだったのです。母がわたしと会話を始めて、名前まで呼んだのでびっくりしてしまいました。そんなこと、ここ数年はなかったのです。母が長らく会っていなかった家族の顔を見分けて、話しかけるなんて。そんなときに終末期明晰についての記事を読み、あなたにお知らせしようと思いました。母はやはりもうじき死ぬのでしょうか？　記事によれば、これは認知症患者が亡くなる直前に起きるそうですから。

こうしたメールが、あなたの受信トレイに届いているところを想像してほしい。差出人に心当たりはない。その人がだれかも、その人の背景も年齢も何もわからない。にもかかわらず、その人たちは自分の母や祖父は死ぬのかとあなたに尋ね、そしてあなたは個人的な知り合いでもなんでもないのに、自分をそこまで頼ってくるだれかに対して、できるだけ励みになるような、有益で誠実な言葉を返そうと努める。では、あなたならどう言うだろう？　なんと返事をするだろうか？　個別の患者の予後がどうかなどは当然言えないし、わたしも極力自分からは言わないようにしている。研究のおかげで莫大な事例を参照できるようになり、終末期明晰について少しは詳しくなった現在でも、そのことは変わらない。

というのも、わたしのデータベースにはほとんど見られないのだが、それが単なる逆説的明晰だった、という場合もあるからだ。逆説的明晰とは、終末期明晰とあらゆる面で似ているものの、終末期明晰の患者がその後まもなく弱って亡くなるのに対し、死とはどうやら無関係に生じているらしい明晰性のエピソードのことである。その場合も、人々は同じように感動し、同じようにとまどいを覚える。

そうしたケースのひとつに、患者が明晰さを見せたあと、まる二週間生存していたという話がある。次の報告は、ホスピスのチャプレン（訳注：病院や刑務所など教会以外の施設で患者やその家族の心のケアに当たる聖職者）であるロン・ウートン＝グリーンが書いたものだ。ウートン＝グリーンは、リズという名の八八歳の女性患者と、リズの九〇歳の夫を数年ほど世話していた。

八八歳のリズは、アルツハイマー病の密やかながら容赦のない破壊に苦しんでいる。リズが現実とつながることができたのは、もうずいぶん前のことだ。会話をすることはできる。話のつじつまはあまり合っていないが。リズの誠実な夫である九〇歳のルーサーは、自宅から二ブロック先の介護施設に日に三度歩いて通い、町なかにあるふたりの家の庭に咲く花を妻に届けている。

わたしがリズとルーサーを訪ねるようになって、一年近くがたつ。そこで目にするのはお決まりの光景だ。ルーサーがいようといまいと、リズはいつもベッドのなかにおり、わたしが部屋に入ってくると、窓のほうに目をやってこう言う。「あっちで野球の試合をしていますよ」。彼女の視線の先にあるのは、ヒメリンゴの木が中央に植わったささやかな芝地だ。野球ができるほどの広さはない。しかしリズは、「彼ら」のプレーを観るのを楽しんでいるらしい。

ルーサーがそばにいれば、こう尋ねている。「あなた、家畜の世話は終わった？　牛たちは元気でした？　乳搾りはしたかしら？　そうそう、豚に餌をやるのも忘れないでくださいね。それから卵を持ってきて、パックに詰めますから」。ふたりはいまでも町外れに農場を所有しているが、ルーサーは三〇年近く農業をしていない。農場は人に貸している。豚を飼うのは四〇年前にやめた。リズにしても、検卵など五〇年近くしていない。だが、これがアルツハイマー病というものなのだ。過去が現在よりもずっと生々しくなる。

ドアは開いていたが、わたしはノックをしようと手を伸ばし、ふと見慣れない光景に気づく。リズが車椅子に座っている。ここに通いだしてから、彼女がベッド以外の場所にいるのを見たのは初めてだ。ルーサーは張りぐるみの一人掛けソファの端に座っている。頭を低く垂れ、妻と手を取り合っている。

この夫婦がふたりの時間を楽しんでいるところに無粋にも踏み込むべきかどうか、わたしは少しばかり思案する。だが、回れ右をして立ち去ろうとしたとき、ルーサーが顔を上げ、笑みを浮かべると温かい声でわたしに呼びかける。「やあ、よく来たね」

そのとき、そのにこやかな挨拶とは裏腹に、彼の頬に涙が光っていることにわたしは気づく。

「お邪魔をするつもりはないんです。また出直しますね」

「いやいや、邪魔なんてとんでもない。わたしらはここに座っていただけだよ」

「でもルーサー、わたしにはただ座っているようには見えませんでしたが。涙が見えました。何があったのか、よかったら話してくださいませんか？　無理にとは言いませんが、助けになるようでしたらお話をうかがいますよ」

一方のリズは、前面に二匹の子猫の柄が型押しされたお気に入りのトレーナーを着ていたが、わたしを見上げた顔にいつもの笑顔はなかった。「だれも野球をしていない。試合は終わったの」

リズは混乱しているらしく、見たことのないような寂しげな顔をしている。

「試合は終わった──そのとおりだよ」ルーサーも言う。わたしはそれを聞いてほほえむ。リズに調子を合わせているのだろうと思ったのだ。だがすぐに、ルーサーがにこりともしていないのに気づく。彼の表情は暗く沈んでいる。

「試合は終わった、のですか？」とわたしは繰り返す。

「農場を手放すことにしたんだ」とルーサーは答える。無念そうなその声から、彼の深い悲しみが伝わってくる。

ルーサーが泣いていると、リズがそばに寄って彼の手を取る。その身体を引き寄せ、悲痛に暮れる夫をやさしく腕に抱きとめる。ルーサーはいまやむせび泣き、リズも静かに涙を流している。わたしは目の前で繰り広げられている光景にただ驚き、ぼうぜんと立ちすくむ。

「どうして手放すの？」とリズが尋ねる。

ルーサーは目を上げ、七〇年近く連れ添った妻を見つめると、こう告げる。「ここできみの世話をするためだよ」

「なぜわたしに言ってくれなかったの？」

ルーサーははっとした顔をすると、とまどったようにわたしを見て、それからリズに目を戻す。「なぜって……なぜなら……そう、きみはどうせ覚えていないだろうと思ったんだ」

するとリズは、自分のまわりの世界ともう何年もつながることができなかったこの女性は、一家六人の家事を取りしきり、地域や教会の催しを数えきれないほどまとめ上げ、家と農場のやりくりを一手に引き受けていた自信をにじませながら、生涯の最愛の男性にこう伝える。「そうね。でも、わたしにも教えてほしかった」

翌日、リズはこのやりとりを覚えていなかった。アルツハイマー病の破壊的な力が、彼女の夫がけっして忘れないであろう、あの明晰なひとときのわずか数秒後に戻ってきたのだ。（略）それから二週間後にリズは息を引き取った。（略）リズは、彼女にそんなことができるとだれも思わなかったときに、自分のまわりの世界と苦悩する夫にふたたびつながったのだった。[4]

リズはこのごく短い明晰性のエピソードのあと、まる二週間生きた。逆説的明晰の一例らしき、こうした話を耳にする機会はときどきある。だが、この現象は終末期明晰以上に研究が乏しく、両者を区別する固有の指標は見つかっていない。裏を返せば、認知症患者の予期せぬ明晰性のエピソードがその人の死の前触れであるかどうかは、現状では判断できないということになる。よくわからないのだ。

しかし、それよりはるかに意味のあることならわかっている。それが起きているまさにその瞬間、その場では、患者の予後とは別の問いが重要になることがある。つまり、わたしたちはそこにいるのか——身体だけでなく、心と魂もまるごとそこにあるのか——という問いである。わたしたちは手を差し伸べているか？　耳を傾けているか？　何か月あるいは何年も「いなくなっていた」が、突然思いがけず「戻ってきた」だれかが気負わず話せるような、そんな自分であろうとしているだろうか？　それは患者の余命の長さとは関係がない。

終末期明晰を目にした人々は、普通はめったに受け取れない贈り物を授かったのだから、その贈り物をどれだけの期間もっていられるかにかかわらず、まずは感謝と気づきをもって受けとめることが、それとのふさわしい向き合い方ではないかとわたしは思うのだ。

その人が（あるいは自分が）死ぬのが数時間後でも、来週でも、四〇年後でも、この出会いで生まれる絆を大切にしよう。これがわたしにできる、すなわち、親族や友人の予期せぬ明晰性がその人の最後の旅の始まりを意味するのかどうか問われたときにわたしが責任をもって提示できる、ただひとつのアドバイスだ。いま、この瞬間を慈しみ、ともに過ごす時間を大事にしながら利用しよう。それは最後かもしれないが、必ずしもそうであるとは限らない。この時間をうまく使って、その人の言葉に耳を傾け、その人の希望を叶えて、広い心でその人を赦《ゆる》そう。

それを実践した人々は、赦すためにすべてを理解する必要はないと言っている。終末期明晰のあいだは十分時間がないかもしれないし、あとになってやはり理解する必要を感じたら、そのときに取り組めばいい。そして、世のなかには自分には理解できないことがあるようだ、という事実を受け入れる準備をしよう。もっともいま、その親族や友人とおそらく最後の明晰な時間を分かち合おうというときに、理解していないことはそんなに問題なのだろうか？　理解していなければ、そうしたつながりや心と心のコミュニケーションや連帯のときから本当に閉め出されてしまうのか？　それに、その人と分かち合い、その人から受け取った善きものはどうなるのか。なぜその人がそれほど自分に優しくしてくれたのか、十分理解しているだろうか？　たぶんしていないだろう——ともあれ、一方が感謝の気持ちを分かち合うのを惜しまないなら、もう一方も、その人に真の意味で手を差し伸べ、その人とつながって心を通わせられる最後の機会かもしれないときに、赦すことを惜しむべきではないとわたしは思う。

そういうわけで、予後について尋ねる人々にわたしができた唯一のアドバイスは、その状況を思う存分味わうように、ということだった。その患者が「回復」して再会を果たせるなら素晴らしいことだし、案外その一度きりではないかもしれない。その場合は、お互いが愛情をもって一度以上会えるという得がたい機会になるだろう(そのまま生き続けて、ときたま一時的に明晰さを見せたり、または亡くなるまでずっと明晰なままだったりする患者もいる)。あるいはそれが最後の会話なら、愛情と尊厳と安らぎのなかで互いにお別れを言い合える最後の機会になるだろう。要は、どちらの場合もアドバイスは同じだった、ということだ。

わたしがこの研究から学んだことをひとつ挙げるなら、それは、優しさやつながりや共感の気持ちや連帯感を、そのチャンスがあったときに(しばしばある)分かち合いすぎることで間違うことはない、ということだ。だが、優しさや思いやりを分かち合うのを惜しむときには、人は必ずと言っていいほど間違いを犯す。

そういうときに重要なのは、何が人を「隔てる」のかではなく、「結びつける」のかを考えることだろう。つながりや連帯の光は、傍目には意外にしか見えないような場所を照らし出す。死と死にゆくことはときに、病や弱さや衰え、また苦しみをもって、人間存在の非情な面をわたしたちに突きつける。一方で死にゆくことは、自身の人間性と向き合い、つながり直す機会も与えてくれる。そしてこれから見るように、それは終末期明晰にも言えることなのだ。

わたしのもとに届いたメールの話に戻ろう。これまで二件を除くすべての差出人から、最初のメールからおおむね数日以内に、患者が実際に亡くなったとの知らせを受け取っている。そしてほとんどの場合、その患者との最後の邂逅《かいこう》が穏やかな「ハッピーエンド」の再会に、和解と感謝の別れになったことを知り、うれしく思っている。

悲しいお知らせをしなければなりません。昨夜、祖母が穏やかにこの世を去りました。つまり、あれは本当に終末期(明晰)だったのです。実際はただ悲しいだけではなく、素晴らしい体験でもありました。その日の午後ずっと、わたしたちは祖母のそばで過ごしました。わたしの姉が家族のアルバムを持ってきたので、みんなで昔の写真を見ました。懐かしさと感謝と笑いがわたしたちを包んでいました。看護師がときどき様子を見にきてくれたのですが、あるとき彼女が部屋に入ってくると、わたしたちはみんな目に涙を浮かべていました。祖母が自分の結婚式の写真をしみじみと見つめながら、(先に他界したわたしの)

お祖父さんとまた会えるのが本当に楽しみだわ、と言ったからです。次に看護師が来たときは、わたしたち姉妹の子ども時代の写真を見て、みんなで大笑いしていました。そして三度目は、素敵な時間をありがとう、と祖母がわたしたちひとりひとりにお礼を述べたあと、疲れてベッドに横になり、眠りについたところでした。このすべてが数時間のうちに起きたのです。わたしは眠っている祖母のもとにしばらく残り、この驚くべき午後のことをどうにか理解しようとしました。そのときの祖母の寝顔のなんと美しく、穏やかだったことか！　やがて面会時間が終わり、祖母はその数時間後に眠りながら逝きました。なんという素晴らしいお別れだったのでしょう！

わたしがここで逸話的に伝えていることは、わたしのチームが手がけた最初の調査からわかったことでもある。そしてそれは、終末期明晰についての数少ない先行研究でも等しく確認されている。ナームとグレイソンの事例集を調べると、同じパターンが浮かび上がる。つまり、認知能力と言語能力の予期せぬ自発的な再生を経験した人々の大多数が、自身の明晰性のエピソードから数日以内に亡くなっていたのだ。

第 7 章

網を投じる

Casting Out the Nets

さらなる深みへ

終末期明晰の現代のエピソードを目撃した人々との最初の接触後、わたしは現代の事例をいくつか追加で集めて体系的に評価し、[1] その成果を報じたメディア記事への反応として、体裁も長さもまちまちな報告をさらに数十通受け取った。そして次に手をつけたのは、そうした事例をもっと集めて、それらの構造的な違いと共通点を体系的に探ることだった。目的は変わらず、終末期明晰の現象学的な特徴をより深く理解することだ。

そこでわたしのチームは、事例報告を求める依頼をふたたび送った。今度は世界じゅうに向けて、無作為に選んだ病院とホスピスと介護施設のほか、以下の人々を対象にしたオンライン上のグループと掲示板にも呼びかけた。具体的には、（a）認知症患者の家族と友人、（b）認知障害をともなう認知症以外の神経疾患（外傷性脳損傷など）の患者の家族と友人、（c）慢性的または末期的な疾患の患者の家族と友人、（d）ホスピス職員と看護師、（e）医療従事者一般である。

その目的はもはや、この現象が実際に起きるのかどうかをただ調べることではなかった。それが現実に起きることは、増え続ける証拠からすでにわかっている。今回の課題は、現象自体についてできるだけ多くの情報をつかむことだった。

だれがそれを経験するのか？　性別や年齢など、この現象と深い関連を見せる人口統計学的な要因はあるのか？　患者の病名は？　明晰性が続いた時間はどのくらいか？　患者の病気によって発現の頻度や確率に違いはあるのか？　発現の当日やその前の数日間に生じた特定の事情なり条件が、明晰性のエピソードの発現になんらかの役割を果たした可能性はないか？　たとえばわたしたちは、終末期明晰は一日のうちの特定の時間帯にとりわけ多く起きるのではないか、と考えていた。高齢者の認知能力が概日リズムと密接にかかわっていることは知られているが、ＴＬの発現にもこのメカニズムが関係しているのではないかと考えたのだ。あるいは、投薬に変更はなかっただろうか？

すべてのケースに当てはまる誘因やしくみはなさそうだった。この現象は幅広い条件で生じるからだ。だが、これまで体系的に調査されていなかったからこそ、どんなにとっぴだろうと、怪しかろうと、現実には関係なさそうだろうと、考えうるあらゆる手がかりを追うほうが間違いないように思えた。そのような手がかりには、患者の日課や、口にしたと思われる食べ物や飲み物、天候、まただれかが見舞いに来たとか、患者の前で何を話したといった心理的要因など、さまざまな潜在的要因における変化も含まれた。

その次に取り組んだ課題は、終末期明晰と患者の死との時間的な関係だった。それまで集めたデータはいずれも、終末期明晰が死と明らかに関連する現象であることを示していた。とはいえ、死との関連性が実際より際立って見える状況は少なからずあり、それは容易に想像がつく。たとえば、終末期明晰が起きたあとで患者が亡くなったケースと、明晰性のエピソードが前触れなく起きたあとで患者が元の（認知障害の）状態に戻ったケースでは、前者のほうが強い印象を残すため、場合によって記憶の偏りが生じたり、死と関連する事例の過剰報告につながったりする可能性があるのだ。

では、終末期明晰は実際に死と関連していたのだろうか？ それとも、患者の死をともなわない事例でも、同じように感動的な明晰性のエピソードは起きたのだろうか？ たとえば先述のリズのケースは、いくつかの面で境界例だと考えられる。なにしろリズは、とりわけ短い明晰時間のあと、二週間先まで生きたのだ。断っておくが、明晰性のエピソードが起きるタイミングは、心の脳への依存にまつわる哲学的な意義と必ずしも深い関係があるわけではない。明晰性のエピソードの原因を探れば認知症などの治療法が見つかるのではないかという臨床上の疑問も、まだはっきりしていない。[2]

「終末期明晰」の言葉が暗に伝えているとおり、わたしのデータベースでは、大多数の事例の患者が、明晰性のエピソード後、数分から数日のあいだに死を迎えている。実際、この点については、現在手に入るすべての研究——ナームらによる歴史的事例の研究、マクラウドによる前向き研究とフェンウィックによる調査研究、そしてもっと最近の韓国での研究[3]――が意見の一致を見ているようだ。ただし、末期以外の患者や衰弱した患者も対象にした、より大規模な前向き研究をおこなわなくては、逆説的明晰と終末期明晰の全体像はつかめないだろう。

そうした終末期明晰の主要な特徴や可能性のある誘因や発現のタイミングとは別に、終末期に明晰さを見せた患者がエピソードの最中に何を語るのか、ということにもわたしは興味があった。ときに何年にもわたって反応らしい反応がなく、意識が混濁し、記憶力が低下していた人物は、突然「戻ってきた」ときにどんな話をするのだろうか？　何か月あるいは何年ものあいだ、じつの娘や息子や孫や連れ合いの顔を見分けられなかった人物は、ふたたび相手がだれだかわかったときになんと言うのだろうか？　また、自分を介護している人々にはどう声をかけるのだろう？　認知障害を起こしていたあいだに自分自身や世界をどう経験しており、それをどんなふうに語るのだろうか？　さらには、彼らのうちの相当数が、自分がまもなく死ぬことをそれとなくほのめかしていた――また、何人かははっきり明言していた――という、数々の逸話的な報告にはいくらかでも真実性はあったのだろうか？

それから、患者の家族や友人や介護者がそうしたエピソードを目撃したことの心理面への影響がいまだに考察されていないという問題もあった。そのころまでにわたしは、ほとんどの家族が、病気の親族の「よみがえり」を「贈り物」のように感じている一方で、自分の経験をだれにも打ち明けられずに、悩みを深めている人々からの報告や手紙をいくつも受け取っていた。患者が戻ってきたことを素直に喜べるのは、ほとんどの人々であって、全員ではないのだ。自分の理解をはるかに超えていると言う人もあれば、ショックを受けている人もおり、さらに多くの人々がとまどっていた。こうした状況を見て、身近な人々の予期しない明晰性のエピソードを、その家族や友人がどう受け止めているかを知ることが重要だと感じたのだ。この課題は、認知症患者を介護する家族にサポートを提供するという点でも、非常に大きな臨床的意義をもつ。あるグループの人々が、世の中の関心や配慮や支援からはからずもこぼれ落ちてしまっていることは、本当に多いのだ。

言い換えれば、解決を待っている問いがいくつかあった、ということだ。次の章では、わたしのチームの調査データ（つまりは質問票の回答）と、事例報告（わたしが日々受け取っている「物語」）の両面から、これらの問いに答えてみよう。

補足説明

　これから紹介するのは、終末期明晰の現象学的な側面をもっとよく知るための、まだ予備段階にすぎない。わたしのチームのデータが証明できる以上に、終末期明晰について確かなことがわかるという根拠のない印象を与えたくはない。わたしに連絡してきた人々（その大多数は医療の専門家ではなく当事者の家族や友人だった）は、自己選択的に、すなわち、みずからの意思で事例報告を共有することを選んだ。したがってこのサンプルは、本来求められるものほど一般集団を代表してはいないかもしれない。次の章で、ＴＬの現象学的特徴のさらなる理解に少しだけ近づけるとは思うが、将来的には、前向き《プロスペクティブ》な手法でおこなわれる研究が、この現象についての信頼できる追加データを提供すべきだろう。

第 8 章

目撃者の証言

Witnesses

だれが終末期明晰を経験しているのか

わたしたちが興味をもった最初の問いは、終末期明晰のエピソードを経験する人々に固有の指標や特性はあるのか、ということだった。そこで、三つのシンプルな差別化のための基準が検討された。患者の性別、患者の年齢、そしてエピソードの発現以前に患者が患っていた認知障害の主因または要因と思われる症状の病名、である。

病名の問題はとくに重要だった。認知障害をともなう疾患がすべて同じパターンで進行するわけではないからだ。たとえば、レビー小体型認知症（ＬＢＤ）の患者はときおり明晰期（明晰性のエピソードが続いている期間）を経験するが、その時期は病気の初期に集中している。[1] この点をかんがみると、初期のＬＢＤ患者による終末期明晰の事例は、たとえば、進行したアルツハイマー病や前頭側頭型認知症の患者に見られるはっきりした意識の回復に比べると、臨床的にさほど注目されていない可能性がある。脳膿瘍や髄膜炎の後遺症、脳卒中、脳腫瘍、脳損傷といったほかの疾患や症状では、終末期の寛解が起きる確率は低く、またその率によりばらつきがある。

しかし、ＴＬに特徴的な自発的で即時的な寛解は、ＴＬ以外の状況ではほとんど説明がつかない。先のような症状を抱える患者は、たいてい長期にわたるリハビリやトレーニングを要している。機能の回復は遅く、完治することはまれだが、その回復が自発的で即時的であることはまずないと言っていい。

わたしのチームのデータベースで最もよくある病名は、詳しい記載がない認知症で、次にアルツハイマー型認知症が多く見られる（早期発症型を数例含む）。その次に多いのは、血管性認知症と脳卒中のグループで、それから、原発性または転移性の脳腫瘍、認知症をともなうパーキンソン病、レビー小体型認知症、外傷性脳損傷、認知症や認知機能の低下をともなうハンチントン病、HIV感染やエイズに関連する認知症、髄膜炎が続く。じつにさまざまな病状が、TLをその後経験した患者の認知障害の背景にあり、患者の意識の混乱や認知の度合いにもばらつきがあった。

＊

妻は眠っているか意識のないときがほとんどで、その見分けはつきませんでした。ただし、ごくまれに目を開くことはありました。

彼はただ見つめていました——ぼんやりと、どこか一点を見るわけでもなく。食事が運ばれてくると、パンかリンゴか、でなければ目の前にある水のボトルをじっと見ました。

話しかけても反応はしませんでした。

＊

患者は、重度アルツハイマー病の八九歳の女性。眠っているときもあれば、目を覚ましているときもあったが、目覚めていても意思疎通はできなかった。名前を読んでも反応はなかった。清掃係が浴室で水を流す音を聞いたときにだけ、かすかに反応するような様子を見せた。しかしそれも一瞬で、意識が「つながっている」と言うにはほど遠かった。

＊

Kは、長いあいだ記憶をなくしていました。わたしたちが話しかけると、きれいな水色の目をこちらに向けてにっこりしました。あの澄んだ瞳は一生忘れられません。病を得たあとも、その限りなく柔和な顔立ちと人柄はずっと変わらず、小柄な身体は向こうが透けて見えるようで、穏やかなほほえみは透きとおった光のようでした。でも、悲しいかな、にこにこと愛想良く、熱心に聞いてはくれるのですが、数秒もしないうちにわたしたちの言うことを忘れてしまうのです。

遠い昔の話をしているときなどは、的確な反応が返ってくることもありましたが、病気が進むにつれてそんな瞬間はなくなり、最後は永遠の沈黙に落ち込んでいきました。あのほほえみだけを残して。その光がまたあれほど輝くとは、しかもKならではの優しい計らいで、そのときに彼女自身の死への準備までさせてくれるとは、わたしたちのだれひとりとして予想できませんでした。

＊

年を追うごとに、Dはますます忘れっぽくなり、意識が混乱した。自分の病室をいつも見つけられず、自宅にもういないことや、介護施設に移って一年がたつことも忘れてばかりいた。すでに他界した夫に何度も電話をかけようとし、自分の子どもふたりの区別がつかなくなり、孫たちのことも一切わからなくなった。

＊

彼はもはや自力で生活できなかったので、わたしたちは看護ケアサービスを頼んで、一日に二度、身のまわりの世話をしてもらっていました。それ以外のときは、彼はテレビの前にどっかりと座り、好きな番組を見ていました。わたしもときどきその横に座りましたが、彼は自分が何を見ているのか、もうよくわかっていないようでした。番組を見て何か言うことはありましたが、そのちぐはぐなコメントから内容を追えていないのは明らかでした。そして、しだいにおかしな行動をするようになりました。財布の置き場所を忘れてはアパートじゅうを捜し回り（アパートはいつでも散らかり放題でした）、携帯電話や眼鏡など、どう考えてもそこにあるべきではないものが冷蔵庫やオーブンのなかから出てくることもしょっちゅうでした。残念ながら、記憶力もだんだん衰えていきました。わたしが訪ねると、調子の良い日はすぐにわかってくれましたが、調子の良くない日には、自己紹介をして、わたしがだれだか理解してもらわねばなりませんでした。

＊

彼女の記憶力は、まるでざるのようでした。一日か二日すると、何もかも忘れてしまうのです。何かの拍子にいつものルーティンが崩れて、とたんに途方に暮れてしまうということもよくありました。ルーティンのなかにいれば、なんとかやっていけたのですが……でも、想定外のことが起きるともうだめでした。セールスの電話には、本当に困らされました。そうそう、買い物は大好きでした。昔はかなりの倹約家だったのですが、あのころは取りつかれたように買い物をしていて、以前買ったことを単に忘れてしまうのか、それとも謎のひらめきでも得たのかはわかりませんが、たとえば扇風機を一台以上必要だと思ってしまうのです。最終的に、彼女は八台もの扇風機を買っていました。それでも当時はまだ、自分のアパートで暮らせていました。

このような各種の神経疾患に次いで、終末期明晰がよく見られる症状のグループがある。それは、精神病をはじめとする深刻な精神疾患であり、神経疾患とはまた別の一群をなしている。このグループは、とくに慢性症状になると治療に反応しなくなりがちだが、精神疾患の患者に明晰期がエピソード的に現れることは、まったくの例外というほどではない。しかし、症状の出方にかなりの振れ幅があることが、この疾患の大きな病理学的特徴であり、また、脳のより広範な構造的変化も必ずしも見られないことから、本調査では深追いしないことにした。ただし文献には、慢性精神病患者の終末期明晰に関する個別の事例はときおり出てくる。トゥーリエッカヤとロマネンコによるロシアの初期の報告（一九七五年）には、精神病の入院治療をそれぞれ一一年、一二年、二七年にわたり受けていた三人の患者の記述がある。三人とも死の直前に「目覚め」、ＴＬのエピソードの最中は、意識が明瞭で話にも一貫性があったという。[2] わたしの事例集にも同様の事例はたくさんあるが、前に述べた理由により、この先のセクションでは言及しない。

なお、深刻な認知障害が臨床像の一部である（つまり、その病気一般に認められる）疾患については、調査の対象としている。そのほかの疾患——（脳以外の）がん、慢性閉塞性肺疾患（ＣＯＰＤ）、肝不全、多臓器不全、敗血症など——に関連する事例報告も、この先では取り上げない。理由は精神病と同じく、認知障害の出方に波があることが、これらの疾患の標準的な、また少なくとも副次的な特徴だからである。

年齢と性別

認知障害が加齢と深く関連していることを考えると、終末期明晰を経験した患者の年齢が六五歳以上に偏っていることは驚きではない。とはいえ、患者の年齢の幅はとても広く、下は八歳から上は一〇〇歳までいる。最も若い患者――手術不能な脳腫瘍（グレード3の星《せい》細胞腫）を発症した少女――が八歳で、最高齢のアルツハイマー病の患者が一〇〇歳だった。また、患者の約二割が六五歳以下だった。この年齢層の比率は、男女の比率に通じるものがある。たいていの先進国では、女性は男性より平均寿命が長く、そのため認知症にかかるリスクも女性のほうが高い。わたしのチームの調査でも、男性より女性の患者に関する報告のほうがやや多くなっている。

エピソードの持続時間

次なる問いは、明晰性のエピソードの長さにかかわる。これは見事にばらばらだった。

ただし、ほとんどのエピソードは一〇分から数時間のあいだにおさまり、一〇分未満だった、あるいは半日以上続いたというケースは一〇例に一例ほどしかなかった。一方、明晰性のエピソードが実際にどのくらい続いたのか把握していない回答者も何人かいた。エピソードが始まってから患者のもとに着いたとか、感動（または混乱）のあまり時間の感覚をなくしていた、などというのがその理由だ。

エピソード中の認知状態

次の問いは、明晰性のエピソードが起きていたあいだの患者の認知状態にかかわる。集まった事例（および初期の事例報告）を調べたところ、終末期明晰にはいくつかタイプがあることがわかってきた。一部の事例では、患者は「完全な回復」としか言えないような寛解を遂げていた。一方、別の事例では、患者は見た目には覚醒して意識がはっきりしていたが、患者の話にどれだけ一貫性があるのか、目撃者にはいまひとつわからなかった。また別の事例では、患者は一見覚醒して意識も明瞭だったが、コミュニケーションはスムーズとは言いがたかった。そして比較的少数のグループでは、患者の意識ははっきりしているように見えたが、言語によるコミュニケーションははかれなかった。これらを総合すると、終末期明晰は、次の四つに大別できることになる。


［1］覚醒し、話に一貫性があり、「ほぼ正常な」言語によるコミュニケーションが可能。

［2］覚醒し、意識は明瞭だが、言語によるコミュニケーションに一貫性があると言えるかどうかは不明。

［3］覚醒し、意識は明瞭だが、言語によるコミュニケーションに一貫性はほとんどない。

［4］覚醒し、一見意識は明瞭だが、コミュニケーションは非言語でおこなわれる（身振りや目線など）。


わたしの事例集では、患者の七八パーセントが、明晰性のエピソードのあいだ「覚醒し、話に一貫性があり、ほぼ正常な言語によるコミュニケーションがはかれていた」（カテゴリー1）。また八パーセントが、「覚醒し、意識は明瞭だが、言語によるコミュニケーションの一貫性にはやや不確かさが残った」（カテゴリー2）。さらにごく少数のグループ（三パーセント）が、「意識は明瞭だが、言語によるコミュニケーションは明らかにちぐはぐだった」（カテゴリー3）ほか、一一パーセントが、「覚醒し、一見意識は明瞭だが、コミュニケーションは言語以外でおこなわれた」（カテゴリー4）。なかでも驚いたのは、患者の八割近くが全身状態にわずかな改善を見せ、さらには記憶力や言語能力まで完全に取り戻したことだった。つまり、患者の過去の人格や能力がまるごと戻ってきたのだ。この結果は、前に論じた初期の研究成果や報告の多くと重なるように見える。

もっとも、終末期明晰のエピソード中の意識の明瞭さや一貫性の度合いについては、前向き研究を通じてしか、より確実な結論を得られないことは知っておくべきだろう。認知能力と言語能力が感動の完全復活を遂げたというエピソードが過剰に報告されて、それほど感動的ではないエピソードの報告が実際よりも少ないかもしれないことには、いくつか理由がある。

たとえば、どう見ても間違えようのない明白な事例については、目撃者も進んで情報を知らせようとするだろうが、カテゴリー2からカテゴリー4の事例に関しては、「知能が完全に回復する」という当時広まっていた終末期明晰のセオリーに当てはまらないため、目撃者が積極的に報告しようと思わなかった可能性がある。

あるいは、そのようなエピソードを目撃した人々が、自分の目にした（カテゴリー2や3や4の）事例が調査で求められているものかどうか確信をもてず、報告を控えたのかもしれない。というのも、カテゴリー2から4の事例報告が、調査の条件を満たしているかどうかわからないとの添え書きとともに送られてくることがあったのだ。「これがあなたの探されている事例なのか、いまいち自信がないのですが……」とか、「条件ぴったりではなくても、わが家のようなケースがあることも知っていただければ幸いです」とかいったものだ。対してカテゴリー1の事例の回答者は、自分の事例報告が条件を満たしているとたいがいは信じて疑っていない。

このように、この調査には潜在的なバイアス源がいくつかあり、わたしの事例集に見られるカテゴリー1、2、3、4の比率も、各カテゴリーの相対的な数を必ずしも正しく反映していない可能性がある。したがってこれらのデータについては、さらなる研究や、より厳密に制御された条件のもとで収集した事例報告による検証がなお必要だろう。

ともあれ数字の話や、そこに残る不確定要素についてはこのくらいにしておこう。前にも述べたように、こうした数字を並べたところで、それぞれのエピソードで実際に起きたことの全容には近づくことすらできないのだから。

・事例報告：カテゴリー1

母は家族の中心人物でした。心の温かな愛情深い母親でしたが、認知症が進むにつれて、しだいに冷ややかで他人行儀になり、うつろな表情をするようになりました。母が変わっていくのを見るのは、とても心が痛みました。母がついにわたしのことがわからなくなり、自己紹介をしなければならなかった日のことは忘れられません。本当に、本当につらかったのです。そこに母はいるのに、もう母ではないのですから。

でも、最期の日は違いました。部屋に入ると、母はわたしを見て、わたしの名前を呼びました。わたしがだれだかわかったのです。母はとても母親らしい愛情を、わたしのことを思い出せなくなったあの運命の日から、わたしが何か月となく焦がれていた愛情をその全身から放っていました。わたしが思わず泣きだすと、母はこう言いました。「あらあら、そんなつもりじゃないのよ。こっちにいらっしゃい」。わたしは母の隣に座り、母はそんなわたしの手を取って、ふたりでこのうえなく素晴らしい最後の会話をしました。わたしの幼いころのことや、わたしの娘たちのこと、わたしたち一家の新居の計画のこと、そして母の病気のことを。

わたしは、母が戻ってきた一瞬一瞬をいとおしみ、彼女が放つ母親のエネルギーと優しさを吸い込みました。それはただもう、素晴らしかったです。(略)一時間後、母は疲れたと言いました。そしてわたしをじっと見つめました。あふれんばかりの愛情をその目にたたえながら。すべてがうまくおさまり、すべてが正しい、そんな瞬間でした。言うべきことはすべて言葉にされ、いまは母の愛とわたしの母への愛だけがありました。

その時間が続かないことはなんとなく気づいていましたが、たとえつらくても、わたしにはこのお別れで十分でした。母が戻ってきてくれて、これから起きることへの備えができた、というだけで。ややあって、母は頭をゆっくり左右に振り、それから静かに頷きました。わたしも頷き、母は目を閉じました。部屋を出て、ドアを閉めたとたんに涙があふれてきました。喜びと悲しみの両方の涙が。これが母との最後の時間になるだろうと、なぜだかわかったのです。その晩、母は息を引き取りました。

次の事例もカテゴリー1に当てはまる。つまり「完全に寛解」したのだ。さらにこの事例の患者は、過去の人格がふたたび目覚めたのに加えて、全体的な活力と生きる意欲も高まっていた。終末期明晰の目撃者のほぼ四人に一人が、このようなエネルギーと気力の高まりを報告している。

母は月曜の晩に亡くなりました。月食のあった日です。母は二〇一一年からアルツハイマー病を患い、最後は一年以上介護施設にいました。母が施設に入って以来、少なくとも毎週日曜日には訪ねて、母が弱っていくのを見届けました。とくに最後の一か月は、残された時間が長くないことを知りながら通っていました。母はもう口がきけず、呼びかけにも無反応でした。わたしたちのことがわからなくなった段階はとうに過ぎ、視線が合うこともなくなっていました。その前はなんにでも「嫌だ」と言っていたのですが、それすら言わなくなりました。（略）

最後の日曜日、娘ふたりと施設を訪ねると、母はなんとこちらの顔を見て、うれしそうに挨拶しました。わたしたちは母の髪を梳いて三つ編みに結ってあげながら、四人で話をしました。娘のひとりが髪の写真を撮って母に見せると、母は、まあ、素敵ねえ、と言いました。それから母は眠りに落ち、わたしたちはお別れのキスをして部屋を出ました。

施設の職員の話では、母はその翌日も元気だったそうです。笑ったり、おしゃべりしたり。別の入居者の娘さんにケーキをいただいたときには、踊りながら自室に戻って、身のまわりのお世話をしてもらったようです。そして、トイレをすませて介助の方々と楽しくおしゃべりしていたところ、ばったり横に倒れてそのまま帰らぬ人になりました。介助スタッフは最初、母が気を失って倒れたのかと思い、それから息をしていないのに気づいて救急救命士を呼んだとのことでした。

救命士も介助スタッフも、母を救おうと一時間にわたって奮闘してくださいました。先に息子と娘たちが施設に着いたのですが、そのとき息子が聞いた話では、救命士が母の脈があることに気づいて、延々と蘇生を試みてくれたそうです。けれども母は息を吹き返さず、最終的に死亡が確認されました。

次の事例も、よく似た回復のケースを説明している。この報告は、患者の顧問医師からわたしに送られてきた。

わたしは引退した緩和ケア医です。二五年間、この仕事に携わるなかで、終末期明晰と思われる例を数多く見聞きしてきました。なかでも忘れられないのは、転移性脳腫瘍の悪化で死に瀕していた六五歳の女性のことです。女性は自宅で家族に介護されており、GP(家庭医)と訪問看護師の支援も適宜受けていました。しかし最後は、無意識・無反応の状態になり、尿道カテーテルが挿入され、モルヒネとミダゾラムの皮下注入が始まりました。女性の容体が安定していたので、わたしはGPに女性を引き続き診てもらえるようお願いし、わたし自身は、毎日午前中に訪問することを女性の家族に約束しました。初日と二日目の朝は、女性が落ち着いていて身じろぎひとつしないこと、目は開いておらず、意識が戻った様子もないことを告げられました。

そして三日目の朝、なんと女性が起き上がり、キッチンでシャンパンを飲んでいるというのです！　わたしがあっけにとられて何も言えずにいると、それに気づいた女性の娘さんが説明してくれました。「ああ、先生はご存じないでしょうが、今日は母の誕生日なのですよ。それで、起きてきた母を囲んでみんなでお祝いしているんです」。その後、女性は午前中のうちにベッドに戻り、元の「無意識」の状態に戻ると二四時間後に亡くなりました。

別の女性は、およそ一年の間《ま》をおいて亡くなった、父親と母親の両方の終末期明晰を目撃した。わたしの事例集では、いまのところ唯一のケースだ。

最初に父が逝きました。父は入退院を繰り返すうちに、病院のスタッフとずいぶん親しくなっていました。父が（そのときは半分意識がありました）これ以上の医療措置は不要だとわたしに告げると、スタッフのみなさんが父を素敵な個室に移してくれました。父とはもう意思疎通ができず、いよいよ命が尽きかけている様子でした。その後、父が逝く前に会いたいとおじがニューヨークから駆けつけたのですが、おじの声がしたとき、父が目を開けて身体を起こそうとしたので、びっくりしてしまいました。父とおじは、船のことや、秋の航海ならどのコースがいいといったことを二〇分ばかり語り合いました。

それから、父が少し疲れたと言ったので、わたしとおじは簡単な夕食をとりに行きました。その後わたしは病室に戻り、父の枕元に腰かけて、夕食のことや、おじが父に会えてとても喜んでいたことなどを話しました。父の意識は驚くほどはっきりしていました。わたしは父の手を握り、テレビでやっている西部劇の話をしました。父は、もう遅いからテレビは明日見る、と言いました。

それから寝る時間になり（わたしも病室に寝泊まりしていました）、わたしはベッドに横になって、テレビを見ながら父をちらちら見ていました。その視線に気づいた父に、早くお休み、とでも言われたのでしょう……気づくとわたしは眠っており、数時間後に目を覚ますと、父の息はありませんでした。つまり、父は死ぬ前に四時間ほど覚醒していたことになります。

その一年後、今度は、母が意味のある話が一切できなくなりました（「サラダ」を「ガラクタ」と言ったりしました）。やがて上気道感染症にかかって入院したのですが、二日間の入院後、病院のスタッフから、母をDNR（訳注：「do not resuscitate〈蘇生措置拒否〉」の略。患者が心〈呼吸〉停止に至っても本人の意思を尊重して蘇生措置をしないことを指し、末期患者が最後の時間を穏やかに過ごしたいときなどに適用される）で自宅に帰して看取りの準備をしてはどうか、と提案を受けました。

わたしは母方の親類に連絡し（ほとんどがニューヨーク州に住んでいます）、どうにか都合をつけて母に会いに来てほしい、と頼みました。みんな、二日後には来ると言ってくれました。母にもそのことを伝えましたが、目を閉じて横たわったままでした。以前なら、話しかけるとほほえむか手を握ってくれたものですが……そうこうするうちに、親類がやってくる日曜になりました。

わたしが病院に着くと、なんと母が話しかけてきました。髪を染めて洗いたいから、浴室へ行くのに手を貸してほしいと言うではないですか！　もう、びっくり仰天です。わたしの娘が母の髪を染め、わたしたちはあたふたと母の身支度を手伝いました。ベッドに連れて戻ると、今度は口紅を塗りたいと言われました。酸素マスクはなし、です。わたしも、母の在宅介護を手伝ってくれていた娘もおばも、わけがわからずに三人で顔を見合わせてばかりいました。こんなことってあるの、と。

およそ二時間後、親類たちが到着しました。母は食事をし、みんなと歌をうたい、あれこれ話をしました。親類たちの近況についても尋ねました。すべてがそんな調子だったので、わたしがみんなに変な目で見られたくらいです！　おじは、看護師を雇ってあげるから、わたしとおばはちょっと休みを取るといいと言いました。母は元気そうだから、と……実際、そのときはそうだったのです。

でも、一行をエレベーターまで送って戻ってくると、母の言っていることはまたわからなくなっていました。身体が痛むときによくするしかめっ面をしたので、看護師に痛み止めをもらいました。その後、病室に電話をかけてきたおばに様子を訊かれ、わたしが事情を話すと、おばはとても驚いていました。そうしてふたりで話していたとき、母が目を開け、わたしの手をぎゅっと握って、こう言ったのです。「かわいそうなわたしの子」と。

それを最後に、母は逝ってしまいました。わたしはショックでぼうぜんとしました。これはいったいどういうこと？　その日の一連の出来事には、わたしたち全員が本当に困惑させられました。おじに電話をかけて知らせると、おじも大きなショックを受けていました。

このふたつの話をお伝えしたのは、あなたが調べていらっしゃるのは、本当にあることなのだと知っていただきたかったからです。どちらのときも、病院のスタッフには、よくあることですよと言われました。スタッフのあいだでは、「ラリーイング（臨終前の回復）」と呼ばれているそうです。

また、患者の外見に目に見える変化があったことを報告してきた人々もいた。

明晰性のエピソードのあいだ、父（七五歳）は、一〇歳から一五歳は若返ったように見えた。顔色がとても良くなり、ここ数年白く濁っていた目も澄んだ青に戻って、瞳をきらきらさせながらわたしを見た。それは昔々の、わたしの記憶のなかにある父と同じ瞳だった。

＊

わたしの母は重度のアルツハイマー病でしたが、一月一〇日に八三歳で他界しました。五年近く前にアルツハイマー病の診断を受け、死ぬ五日前まで生活の質はおそろしく低いものでした。食事のときと、日常生活のさまざまな場面で必要な介助の時間を除くと、一日に二〇時間は眠っているか、まどろんでいるかのどちらかの状態でした。

一月五日、母は胸が痛むと訴えました。病院に連れていくと、軽い心臓発作を起こしていることがわかりました。病院に着いたところで、母はもう痛くないと言い、そのあと緊急治療室にいるときに、母の頭がまたはっきりして言葉が戻り、トイレにも自力で行けるようになっていることに気づいたわたしたちは大喜びしました。

三日半の入院のあいだ、母はまるで昔の母に戻ったようでした。病院のスタッフ全員と楽しくおしゃべりし、病棟看護師たちは、アルツハイマー病だと知らなければ単に心臓が悪いおばあさんだと思っただろう、とわたしたちに言いました。活力もかなり戻っており、心臓発作の翌日には、とても複雑な作業療法のエクササイズをやってのけました。

母はいろいろと質問し、そのすべてを理解しました。家族が元気でやっているかどうかを案じ、わたしたちを抱きしめてキスしました。病院の内装に文句をつけ、わたしと病院の廊下を歩いたときには、もっと歩かせなさいとわたしをせっつきました。友人や親戚にも電話したそうで、親戚たちは母が「戻ってきた」と大興奮していました。さらには新聞の『ニューヨーク・タイムズ』を読み、記事の感想を述べました。

母は持ち前のユーモアのセンスも発揮し、冗談を言ってわたしたちを笑わせました。一月九日に退院して自宅に戻ったときには、五年ぶりに自分の足で歩いて部屋に入りました。母はうちのなかをぐるりと見渡すと、にっこりしながらこう言いました。「この家はやっぱり素敵ね」。わたしがここ数年の母の病状について尋ねると、母は「さあ、覚えてないわ」と答えました。そして、その夜に二度目の軽い心臓発作を起こし、翌晩、自宅で亡くなりました。苦しそうでしたが、最期まで意識ははっきりしていました。

幻覚か、それとも……？

一方、患者の話に一貫性があったのかどうか判然としなかった事例（カテゴリー2）や、患者の話が明らかにおかしかった事例（カテゴリー3）はどうだろうか？　こちらはより慎重に検証する必要がある。なぜならこれらのカテゴリーは、きわめて珍しい状況で、一貫性と明晰性の解釈や分類にかかわるやっかいな問題を突きつけてくるからだ。

このカテゴリーの報告からは、患者の状態が、死にゆく過程で生じる認知的な一貫性の欠如——つまりは終末期のせん妄や幻覚——を診断する通常の基準に当てはまらないケースが全般に多かったことがうかがえた。これは確かに判断に迷うところだろう。回答者自身も、そのような迷いをたびたび吐露していた。

要するにカテゴリー2の事例では、患者の話に一貫性があったのかどうか、またどの程度一貫していたのか、目撃者には判断がつきかねる場合が大半だった、ということだ。なぜだろうか？　患者がその場にいない、たいていは亡くなった人物について、またはその・・・人物と話していたからだ。

父は半年ほど介護施設にいました。重度の認知症で、もはやまともな会話はできず、わたしたちのこともわかりませんでした。

けれども亡くなるその日は、わたしがだれだかはっきりわかりました。わたしを見て、話しはじめたのです！　父は、自分がこの施設にいるのもあと少しだ、と言いました。わたしは父の言っている意味がよくわかりませんでした。病気が「治った」から、アパートに戻りたいということ？

父は首を横に振りました。「ゆうべデイヴィッドが来て、うちに連れて帰ってくれるって言ったんだ」。デイヴィッドは父の兄で、四週間前に世を去っていました。父にも一度伝えたのですが、明らかに理解していなかったので、それきりその話はしませんでした。父が大好きなデイヴィッドのことを口にしたとき、わたしは父の前で思わず涙をこぼしそうになって唇を噛みました。ところが、父はとてもうれしそうな、幸せそうな顔をしていたのです！　介護施設を出られることが待ち遠しくてしかたがないようでした。その晩、父は永い眠りにつきました。

*

わたしのきょうだいのモニカは、悪性の脳腫瘍で死にかけていました。病気の進行がとても早く、最後の数週間はほとんど意識がありませんでした。腫瘍の状態が悪化して末期に入ったと医師に言われてからは、妻とわたしは毎日モニカを訪ねました。

あの日も、ふたりで切り花を病室に持っていきました。モニカは眠っていましたが（最後のころはほとんど眠っていました）、突然ベッドから起き上がり、わたしたちを見て、次にベッドの足もとをじっと見つめ、「リズ！」と大声で言いました。リズは彼女の親友で、四年前に乳がんで亡くなっていました。モニカはとても安らかな顔つきをしていました。いつもの寂しげなまなざしや、疲れや痛みにうちひしがれた目の表情は消えていました。それから何か言おうとしましたが、声になりませんでした。それでもモニカはとても穏やかな、安らいだ様子で、まったくもって平静で健康に見えました。その晩、数時間後にモニカは死にました。

あのときのことをどう考えたらいいのか、いまだによくわかりません。リズがモニカの最後の旅を助けに来てくれたのだと本気で思うときもあれば、モニカの幻覚だったのではないかと思うときもあります。ただあのとき、リズと短い「再会」を果たしたあと、モニカはがらりと変わりました。すっかり落ち着いて平静になったのです。それはまるで、彼女がわたしたちのもとに戻ってきたようで、同時に別の場所に向かっているようでもありました。この経験をどう理解すべきか、わたしはまだはかりかねています……ですが、彼女が病気の診断を受けてから耐え忍んできたあらゆる痛みと恐れのあとで、あのような安らかな死を迎えられたことは、本当にありがたく感じています。

＊

父は長らく認知症を患っていました。初めのうちはゆっくり進行していましたが、最後の年はとても重篤な状態になっていました。わたしは父のもとに足繁く通いました。二、三日おきには顔を出していたのではないでしょうか。亡くなる日の午後、父は目を開けてわたしにほほえみかけ、ハロー、と言ってわたしの調子を尋ねました。にこにこした顔で、とても幸せそうでした。それから父は言いました。「母さんが来ているんだ。母さん、みんなきみのことが大好きだよ！」。母は二年前に他界していました。

父が幻覚を見ているのかと思いましたが、意識ははっきりしていました。目は澄んでいるし、わたしの名前はわかったし、話し方にもとくに変わったところはありませんでした。わたしがうまく言葉を返せずにいると、父はそんなわたしを見て、「大丈夫、愛しているよ」というようにほほえみました。それから何分か沈黙が続き、その後、父はまた意識を失うと、数時間後に亡くなりました。

*

息を引き取る前、父がぱっと目を開けてこう言いました。「なあ、あれ見たか？　なんてきれいなんだ。すごいなあ！」。オカルトくさく聞こえようとどうだろうと、わたしたちがあのとき見たのは、くたびれた肉体の衣を抜けてついに自由になった父の魂だったのだと、わたしは確信しています。

こうした事例をどう考えればいいのだろうか？　これらが終末期の患者にときおり起こりうる、支離滅裂な、ともすればぞっとするような幻覚やせん妄状態でないことは明白だ。

事実、わたしのチームのデータベースにそういった事例は見られない。むしろこれらの事例の患者たちは、言語能力が明らかに回復しており、他者についての記憶も明らかに戻っていた。それは、終末期明晰のエピソードに入るまで長いあいだアクセスできなかった能力や記憶であり、にもかかわらず、患者は周囲の人々に感知できないものを経験したり、見たり聞いたりしていたのだ。

通常の状況ではそれがまさに幻覚なのだろうが、これらのエピソードの主たる特徴は、あくまで精神の「混乱」ではなく「明晰さ」にあった。患者は、少なくとも自分の人生が終わりに近づいていることを自覚できる程度には意識がはっきりしており、その機会を利用して周囲の人々に別れを告げ、彼らと言語によるコミュニケーションを始めていたのだ。したがってこうした事例は、一種のハイブリット型として説明できるかもしれない。患者は、一方では明晰期をまぎれもなく経験したが、他方でその経験には、病院や介護施設の部屋での共有された客観的な現実とは相容れない要素があった、ということだ。

この後者の要素は、イギリスの神経生理学者ピーター・フェンウィックらが近年調査を手がけた、とある終末期の体験に合致する。フェンウィックの研究グループは、認知症などの神経疾患ではない病気を患う一部の末期患者に見られる、いわゆる「お迎え現象」（訳注：死期の近づいた患者が、すでに亡くなっている人や神仏などの通常見ることのできない存在を知覚したり、その存在と会話を始めたりする現象）について報告した。[3] そう考えると、先の逸話のような事例がＴＬの患者にときおり見られるのは、別に驚くことではないのかもしれない。

一方で、こうした事例を単なる幻覚や終末期のせん妄と解釈するかどうかは、判断に迷うところだ。とりわけ終末期のせん妄は、こうした事例の圧倒的多数で報告される安らかでポジティブな感情をともなわないことが多く、両者を同一視しかねる理由もそこにある。

さらに言うと、わたしはこのカテゴリーで、患者が亡くなった身内や宗教的なテーマではなく、存命している人についての支離滅裂で体験的なビジョンや幻覚を語っている事例にまだ出会ったことがない。したがって、そのどこか風変わりな側面をかんがみても、こうした報告を単なる幻覚やせん妄だと拙速に決めつけず、当面は静観しているほうが賢明なのかもしれない。

ラフマニノフの最後の音楽

それではあらためて、これらの事例をどう考えればいいのだろうか？ ここで、現段階でのわたしたちの見方が集約されていると思われる歴史的な教訓を紹介しよう。ロシアの作曲家セルゲイ・ラフマニノフは、アメリカ国内での最後の演奏旅行に出たとき、体調が急変して重体に陥った。演奏旅行は中止となり、ラフマニノフはビバリーヒルズの自宅に運ばれた。そこは彼が少し前に、「ここでわたしは死ぬだろう」と、この世での終《つい》の棲家となることを予言していた家だった。

一九四三年三月二八日の夜、ラフマニノフは死の淵にいた。息づかいがしだいに遅くなり、気配が静まり、まぶたが落ち……と、突然、彼はふたたび目を開けて顔を輝かせた。音楽が、彼の最後の音楽が聞こえたのだ。どこか近くで鳴っているはずだ、とラフマニノフは周囲を説得しようとしたが、ほかの人々には何も聞こえなかった。その場にいた彼以外の全員が、音楽など鳴っていないと言い張った。あなたが死に瀕しているこの部屋は静まりかえっています、と。やがてラフマニノフは説得をあきらめた。「では、この音楽はわたしの頭のなかで鳴っているのであろう」。そして枕にまた頭を横たえ、その後まもなく亡くなった。[4]

幻覚だろうか？　話がおかしい？　せん妄ではないかって？　そうかもしれない。しかし、それがどうだというのだろう。だいたい、何が聞こえたのかだれもラフマニノフに問わなかったのに、なぜそれがせん妄だとわかるのだろうか？　ここは静かだ、音楽など鳴っていない、と主張することで、彼らは貴重なチャンスを逃していたのではないか。そんなものは聞こえない、と言い張る代わりに、あなたにはどんな音楽が聞こえているのですか、となぜだれも尋ねなかったのだろう？

　ラフマニノフが何を聞き、その音がどこから来たにせよ、それは、前世紀屈指の偉大なロシア人作曲家が最後に耳にした音楽だったのだ。つまり彼の周囲にいた人々は、「偉大な作曲家の人生最後の音楽」という現実に気づくチャンスを逃したことになる。それが現実以下のものだったと、せいぜい彼だけの現実だったと、だれに言えるのだろうか？　また、それが現実ではないとしたら、死にゆく人が明晰性のエピソードの最中に、ほかの人々に知覚しえないことを知覚しているケースについてはどう解釈すべきなのだろうか？

　わたし自身は、こうした話をかなり信頼できる筋からいくつか聞いたあと、よくわからなくなった。正直なところ、「単なる幻覚だ」と浅はかに思っていたときも（調査の初期には）あった。だがいまでは、わたしたちの示せる最も誠実な答えはこうだと考えている。つまり、「これらのビジョンが何を物語っているのか、それがどういう意味をもつのか、その人たちが実際に何を見たり聞いたりしているのか、わたしたちにはわからない」のである。

　とはいえ先に述べたように、こうした現象が末期患者のあいだで珍しいものでないことは、ほかの研究グループの成果からわかっている。それに、どう解釈すべきかわからなくても、そうしたことに遭遇したときにどう反応し、どう行動すればいいかは少なくともわかっている。コミュニケーションを絶やさず、話に耳を傾け、支えになり、彼らが語る物語を受けとめようとすること。彼らに寄り添うこと。そしてなにより、わたしたちに見えている現実だけが正しい現実だと思い込まないことだ。死にゆくときには、いろいろなことがあるかもしれない。だが、それを知っているわけでもないのに、知っているかのような主張をしている時間はないのだ。

そうした最後の時間のまわりにときとして広がる、安らかで穏やかな空間に、死にゆく人とともにいられるのであれば、その人の最後の(主観的または客観的な)現実をどうにかして否定しようとする代わりに、その努力をもっと生産的で誠実なことに向けよう。わたしはこの教訓を、ホスピスで看護師をしている研究仲間から学んだ。

その仲間も、担当する末期患者が「自分に会いに来た」と、本人以外には見えず声も聞こえない人物としゃべったり、その人物について語ったりしている場面を目撃している。「ほら、見えない? あの人たち、わたしに話しかけてるでしょ?」と患者は言う。すると彼女は、できるかぎり誠実に、患者の内なる世界を認めながらこう答えるのだ。「いいえ、わたしにはいまは見えませんし、話していることも聞こえません。でも、それはたいした問題ではないです。あなたに会いに来た人のことや、その人たちがあなたに言っていることについて、よかったら話してくださいませんか？」」。この看護師の答えは、「ここにはだれもいません」と言い張るよりも、ある意味では正しいと言える。この話はこれくらいにしておこう。

次に、患者の話に一貫性がないことをその場にいる人々がはっきり認識していたという、比較的少数のグループがある。報告からは、そうした患者のほとんどが明らかに幻覚を起こしていたことがうかがえる。たとえば、ある患者は、病室にオークの大木がひと晩で生えたと思い込んでいた。別の患者は、新しく買ったブーツを履くと言い張り（彼女は裸足でベッドに寝ていた）、履き心地が気に入るかどうかはわからないけれど、せっかく買ったのだから散歩にでも出かけようと思っている、と言った。

この手のコミュニケーションに遭遇した人々は、それを——少なくともその一部を——深い象徴性を帯びたものとして解釈したい誘惑に駆られる。実際、何人かの回答者が、とくにホスピスで働く人々がそうした見方をしていた。

死にゆく人が象徴的な言葉で話しはじめると、その時間はときに、彼らを愛する人々や医療従事者にとって難しいものとなります。ベッド脇に立つ人々が、その言葉によって恐れや焦りやとまどいを、あるいはそのすべての感情をかき立てられることがあるのです。ただ忘れてはならないのは、こうした一見不可解な言葉のなかに、患者の臨死意識（NDA）から語られる特別な意志が、他者へのメッセージが込められているということです。

（略）寝たきりの末期患者が発した言葉をそのまま受け取れば、それは衰弱した心が語る幻覚じみた繰り言にしか聞こえないでしょう。一般にNDAの症候は、せん妄や薬の副作用や精神病などの別の臨床的状況がきっかけとなって現れます。（略）一方でこうした発話に現れるNDAのふるまいは、強い意志をともなうテーマとともに、隠喩的な言葉の形で示されることがよくあります。残念ながら、無視されるか、言い争いになるか、ちゃかされるか、患者を落ち着かせようと薬が出されるかして終わってしまうことが多いのですが……。

（略）けれども、言葉を額面どおり受け取らず、象徴的な意味から解釈すれば、身近な人々も患者の具体的な要望やニーズにもっと気づけるし、死の経験が実際にどんなものかもっと理解できるはずなのです。[5]

このような解釈も、「覚醒し、意識は明瞭だが、言語によるコミュニケーションに一貫性はほとんどない」のカテゴリーが選択された事例の少なくとも一部に当てはまるのだろうか？　繰り返すが、自分たちが知っている以上のことを知っていると主張するのは、まだ早すぎるかもしれない。

いまのわたしたちに言えるのはこれくらいだ——異なる現実（あるいは、異なる言葉やイメージで語られる同じ現実）を語る象徴的な言葉が、「普通の死」の範囲に収まっているかぎり、終末期明晰との関連でときおり遭遇しても驚くには当たらないのだ、と。いずれにせよ、話に一貫性がないとみなされる患者のグループは、いまのところとても小さいので（全サンプルの三パーセント）、詳しい分析をおこなうには同様の事例がもっと必要になる。その分析をもとに、より信頼できる結論を導き出せるだろう。

「手を握ること」は終末期明晰になりうるか

最後に、患者の意識は明瞭だったが、言語によるコミュニケーションは明らかになされなかったと回答者が報告したグループがある。こうした事例の一部における言語コミュニケーションの欠如は、（脳卒中による顔面麻痺や酸素マスクの装着などの）生理的状態に原因があったと考えられる。それでも多くのケースで、回答者は、患者と言葉を介さずとも意味のあ

・るコミュニケーションが取れたとはっきり感じていたが、一方で目を合わせる、手を握る、手の甲を撫でるといった行為がそれぞれの事例の終末期明晰に相当するのかどうか、手に入る記述からは判断しにくいことも多かった。

したがって、こうした事例の妥当性はここでもひとまず置いておき、終末期明晰とその可能性がある事例を評価して判断するためのより優れた、より適切な基準が出てくるまで、踏み込んだ解釈はしないでおくほうが良さそうだ。もっと言えば、非言語のコミュニケーションをともなう終末期明晰の事例がいま以上に集まり、さらなる調査や分析に使えるようになるまで、白黒つけるのはやめておいたほうがいい。参考として、わたしの事例集から、非言語ながら見たところ反応のあったコミュニケーションの一例を紹介しよう。

わたしの母は、スキンシップを愛する人間でした。子どものころはしょっちゅうハグしてくれたり、わたしたちの手を引いたり、腕を組んだりしてくれました。母は優しさと温かさの化身のようでした。けれども進行性の病気にかかってから、しだいに「心ここにあらず」の状態に、またいくぶんよそよそしくもなり、触れられるのを喜ばなくなりました。わたしがいつもの癖でつい母の手を取ろうとすると、ぱっと振りほどいて、不快な目に遭わされたとでも言うようにぶつぶつ呟きました――少なくとも、たいていはそう聞こえました。最後の数か月には、母は日増しに口をきかなくなり、そうなるとわたしはますますスキンシップが恋しくなりました。母はずっと無言で、何にも反応せず、名前を呼んでも無反応でした。

ところが、最後の二日間は様子が違いました。はっきり覚えているのですが、母のベッド脇に座っていたときに、ふいに母がわたしの手を取ったのです。その瞬間、わたしは涙を抑えられなくなりました。すると母はわたしを見て、もう片方の手をわたしの腕にそっと置きました。わたしたちはその体勢のまま、永遠にも思えるほどじっとしていました。母の手の感触を味わいながら……。その翌日、わたしの姉妹《きょうだい》も似たような経験をしました。母が彼女の手を取り、彼女が同じように感極まると、母はすぐに手をぎゅっと握ったそうです。そんなふうにわたしたちはお別れをしました。ほかの人には理解できないでしょうが、それはとても意味深い、わたしたち「らしい」お別れでした。

人生最後の会話

次に掘り下げるのは、患者が——言葉でコミュニケーションしたなら——何を語ったのか、という問いである。報告をさらに分析したところ、当初予想していなかった結果が浮かび上がった。多くの報告が示唆していたのは、患者が自分の(明晰性のエピソードに入る前の)認知機能の衰えを自覚していたこと、またかなりの数の患者が、明晰な時間が長く続かないのを知っていたらしいことだった。なかには死が迫っていることを明言して、残された時間で家族や友人や介護者に別れを告げた患者までいた。これらの発見は、ピーター・フェンウィックらの研究グループが得た結果とまたしても合致しており、調査の対象となった患者の多くが、自身の差し迫る死を敏感に感じ取っていたことを裏づけていた。

まとめると、こうした報告では、五つの話題が繰り返し語られていたことになる。家族との思い出、死が近いという意識、旅立ちの準備と最後の望み(「やり残したことを片づける」)、そしてときに、身体的な問題(空腹や喉の渇きなど)だ。大多数の事例で、これらの話題のひとつ以上が明晰性のエピソードの最中に語られていた。

素晴らしい会話をしました。彼女の最後の望みについて話したのです。家族のことを。互いに言い争わず、自分の望みを尊重してほしいと頼まれました。彼女の子どもたちひとりひとりのことや、その子たちの将来のことも話しました。すべてがとても明快で、同時にとても切迫していました。

母はだいぶ前から重い認知症を患っており、最後のひと月は話ができませんでした。ところがその日、母は気分がずいぶん良くなったと言いました。そして開いた窓のそばに座りたがり（よく晴れた夏の日でした）、チョコレートが食べたいと言ったのです！　わたしは玄関ホールに行き、自動販売機で母のお気に入りのチョコレートを買いました。母はとてもうれしそうに食べてくれました。チョコレートをあんなに喜ぶ人を見たのは初めてでした。

＊

父とわたしは、一時間以上語り合いました。昔のことを思い出しながら……父の記憶はとても鮮明で、わたしがすっかり忘れていたいくつかの場所の名前も覚えていました。それから父は、遺言に含めなかったものや所有品のことを話し、家族と友人で分けてほしいと言いました。そのあいだずっと父は穏やかで落ち着いており、とても理性的で、話しぶりも明瞭でした。いま考えると、あのとき父の心はすでに世を去っており、後始末がきちんとできているかどうかをただ確かめたかったのだと思います。

最後に、父は自分の葬儀とその算段について語りました。なんとも不思議な経験でしたが、父はいたって穏やかなリラックスした様子で、かつ強い責任感をもってこの話をしており、わたしはそのあと家に帰りながら、車のなかでさっき起きたことの意味にようやく思い至りました。つまり、父は父なりのやり方でさよならを告げていたのだ、ということに。父の整えたお別れがあまりに意外すぎて、またあまりに鮮やかだったので、葬儀を終えたあと、わたしは深い喪失感に陥りました。父は、この成熟と愛情と責任感の鑑のような人は、永遠にいなくなってしまいました。父に会いたい気持ちは日に日に募っています。それは本当に、父にしか思いつけないお別れでした。

＊

祖父は進行性の認知症でした。祖父の状態が悪化して、自分たちにできることはほとんどなくなったと看護スタッフに告げられると、わたしはさらに頻繁に祖父を見舞うようになりました。祖父のベッド脇によく腰をかけ、理解しているかどうかはわかりませんでしたが、おじいちゃん来たよ、と話しかけました。ところが、ある日――それは祖父の最期の日となりました――祖父が挨拶をして家族について尋ねてきたので、びっくりしてしまいました。祖父はとりわけ、自分と同じ重度の認知症である祖父のきょうだいのことを気にかけていました。わたしたちがさまざまな形で彼女のサポートをしていることや、物忘れは多くなったけれど穏やかで幸せそうにしていることを伝えると、祖父は心底ほっとしていました。祖父はとても安らいだ、くつろいだ表情をしていました。そしてわたしに感謝すると、こう言いました。「彼女にどうかよろしく伝えておくれ。こちらに来るのを待っているよ、と」。それから少しして、祖父は眠りにつき、数時間後に亡くなりました。

＊

祖父はそのとき、すべての整理がついているかどうかをとても気にしていました。数か月前に同僚から借りた高価な美術書を返してほしい、とわたしに頼みました。借りたころにはすでに具合が悪かったのですが、まだ絵を観ることはできたのです。また、わたしたちがいらないなら、その同僚に自分の蔵書の一部を譲ってくれとも言いました。それから、何か自分に話しておきたいことや聞いておきたいことはないか、と尋ねました。聞くも何も、わたしたちは驚いてしまっていて、ろくに言葉が出てこなかったのですが……。祖父はすっかり満足した顔で、もうこれで心残りはないよ、と言いました。肩の力が抜けたらしく、そのあとはおどけた様子さえ見せました。[患者はその翌朝に亡くなった]

＊

患者は認知症で緩和ケアを受けていた。その前の四か月間に認知能力が著しく低下し、家族や友人を認識できない、妄想や幻覚を起こす、意識が混乱する、自分の殻に閉じこもる、飲食をしない、つじつまの合わないことをボソボソ言う、排泄や入浴が自力でできない、といった症状が出ていた。そのときはおよそ二〇分間話し、それまで認識できなかったり思い出せなかったりした家族や友人について、自分から尋ねることができた。過去の自分の行動は思い出せなかったものの、「ここ数週間」頭がぼうっとしていたとは答えた（実際は「ほぼ四か月」だった）。また、わたし（孫娘）や自分の妻や娘たちに話しかけ、家族のだれだれにメッセージを伝えてほしいと頼んだり、お気に入りの思い出話をするなどして家族について具体的に語ったりした。その二週間前に電話で話したときは、そのうちのだれのこともわからず、会話も続かなかったのだが……。死が早く訪れてくれるといい、と言ったりもした。二〇分後、患者は疲れて眠り（昏睡状態に陥り）、その後は目覚めることも話すこともなく、じきに亡くなった。

＊

祖母は死の床にあり、祖父は祖母のそばに座っていました。この愛情深い夫は、連れ添って六〇年以上になる妻の病床の傍らで、悲嘆に身を震わせていました。祖父はまた、混乱してもいました。祖母がその日初めて自分のことをわかってくれたからであり、一方で医師から祖母の死が近いことを告げられて、深い悲しみに襲われていたからです。涙がふたりの頬を濡らし、こちらの様子を見にときどきそっと部屋に入ってくる看護師まで、こみあげるものを抑えられないようでした。

「愛しているよ」と、とめどなく涙を流しながら祖父は言いました。祖母はそんな祖父に目をやると、こう言ってなぐさめました。「うちの庭を、わたしたちの愛情のしるしだと思って世話してくださいな」。祖父母の家には小さな美しい庭があり、祖母は時間を見つけてはその庭を丹精込めて手入れしていました。暖かい夏の日には、祖父は庭に座って祖母に新聞を読んでやったり、祖母が草木の世話をしているあいだ、ふたりでおしゃべりしたりしていました。だからその庭は、ふたりにとって大きな意味をもっていたのです。そしていま、自分への愛情と哀悼の気持ちを庭に注いでほしいという祖母の粋な助言は、見事に実を結びつつあります。枯れかけていた祖父の心が、自身が世話する庭のように、また花を咲かせはじめたのです。

これらの報告からわかるように、コミュニケーションの内容は多岐にわたる。これほど感動的な状況ではなくても、会話を記録したらやはり同じような結果になるだろう。さらに調査回答者の相当数が、患者のコミュニケーションの仕方が発病前の患者のそれに酷似していたことを認めていた。

結論を言うと、明晰性のエピソード中の話題に関するわたしのチームの調査結果は、身体的な問題（空腹や喉の渇きなど）への言及を除いて、マクラウドによる二〇〇九年の観察——終末期明晰は「〝身辺を片づけ〟、辞世の言葉を述べ、別れを告げる機会となりうる」

──とここでも合致していた。[6] エピソード中の話題に関する情報が提供された患者の過半数がまさしくそうした行動をしており、結果的にほとんどの調査回答者が、エピソード全般を「貴重な経験」として記憶していた。もっともあとで見るように、回答者の全員がそう考えていたわけではなかった。

エピソードと患者の死の時間的な近さ

問いはまだ残っている。前にも触れたが、予期せぬ明晰性のエピソードは死と特別に関連する現象（「終末期明晰」）なのか、という問いだ。それは患者の死後に遡及的《レトロスペクティブ》に認められた、認知能力の一時的な変動がたまたま目立った事例ではないのか？　それとも、実際に患者の死とつながりがあるのだろうか？

わたしの事例集では、患者の約三分の一が明晰性のエピソード後二時間以内に、別の三分の一が二時間から一日以内に、五分の一が二日から三日以内に亡くなっている。また、全体の一〇パーセント未満が四日から七日以内に亡くなり、約五パーセントが八日後以降に亡くなったか、エピソードに近接する期間には亡くならなかった。つまりわたしのチームの調査サンプルでは、明晰性のエピソードは実際に死と強い関連があったわけだ。患者のじつに九割以上が、数時間から数日以内に亡くなっていたのである。

再三の指摘になるが、ここで見出された明晰性のエピソードと、それに近接する死との強い関連性も、慎重に解釈する必要がある。事例報告の大半を受け取ったころには、わたしが終末期明晰に研究上の関心を抱いていることはすでに知れ渡っていた。回答者のなかにも知っていた人はいるだろうし、その回答者の一部は、わたしの初期の研究報告を議論していたオンライングループから募った人々である。理想を言えば、こうした統計調査の協力者は、こちらの目的を知らない人々であることが望ましい。「ナイーブサンプル」と呼ばれる調査協力者のことだが、こちらが聞きたがっていそうなことではなく、自分が経験したり見たりしたことを純粋に報告してくれることが重要なのだ。

一方、この要素のおおよその比較対照として、わたしのチームの研究が広く知られる前に得たデータ（例のパイロット調査のことだ）とこの調査の結果を比べてみる、という手もある。まだ粗削りな調査ではあったが、患者の死と時間的に近いエピソードの割合が、調査協力を募った時期によって有意差がないことがわかれば大きな助けになる。ちなみに終末期ではない、すなわち単なる逆説的明晰であった事例の割合は、パイロット調査のために（つまり、メディアがわたしのチームの研究を報じる前に）募集した回答者のサンプルの約五パーセントであり、もっと最近の事例でも五パーセントだった。

さらに言うと、ナームとグレイソンのレビュー論文にある歴史的事例のデータも似たような割合だった。彼らの四九例（多くは認知症患者）のサンプルのうち、ＴＬのエピソードの四三パーセントが患者の死の当日に起きていた。また、四一パーセントが死の二日から七日前に、一〇パーセントが八日から三〇日前に生じていた。そのほか、イムらによる韓国の最近の調査では、患者の五〇パーセントがエピソードのあと一週間以内に、残る五〇パーセントが九日以内に亡くなっていた。ただしこの調査は、神経変性疾患の患者をほとんど含んでおらず、彼らの発見が、ここで報告されているデータと単純に比較しうるものなのかどうかははっきりしない。よって、一定の回答の偏りが生じるのは避けられないが、先の比較対照データを見るかぎり、その影響が――仮に影響があったとしての話だが――調査の結果を大きく歪めることはなかったと考えてよさそうだ。

このように、さらなるデータや事例を要する不確実さはあるものの、既存のデータは、患者の認知機能やコミュニケーション能力が、その症状からはおよそ考えられないような死と関連した回復を遂げていたことを裏づけているのだ。

エピソードの誘因と原因

終末期明晰の際立った特徴のひとつは、患者の認知障害が（異なるタイプの認知症、脳卒中、脳腫瘍などの）幅広い神経疾患から生じているにもかかわらず、それぞれの経験は似通っていることである。わたしのチームが調査した初期のデータを見ると、疾患の種類は、終末期明晰のエピソードの特性（エピソード中の認知機能の回復度合い、エピソードの持続時間、死との時間的な近さなど）に影響を及ぼしていないようだった。

この結果から考えられるのは、死の前に「かつての自己」がふたたび現れる原因はひとつではないかもしれない、ということだ。神経疾患を引き起こすプロセスの幅広さを思うと、どんな生理的再生が起きたにせよ、そこにはさまざまな要因が絡んでいるはずである。つまり、終末期明晰を可能にし、誘発し、決定的に引き起こしているしくみを解き明かすには、さらなる研究が必要だということだ。その第一歩としてわたしのチームは、回答者が仮説として挙げた明晰性のエピソードの誘因が、この問いを解く手がかりになるのではないかと考えた。

しかし、そのような情報を含む事例説明はごくわずかしかない。そこでわたしは、一部の回答者に、なんらかの条件が明晰性のエピソードを引き起こした可能性があれば具体的に教えてほしい、と尋ねてみた。するとほとんどの人は、エピソードの誘因になりそうな出来事や状況はとくになかった、と答えた。患者が死の一歩手前にいた、ということ以外には。「いいえ、本当に突然起きたんです。彼の旅立ちと同じように」「いえ、変わったことは何もありませんでした。ただ翌日、彼女は亡くなりましたが」「彼女が死に瀕していました」「いいえ、とくには。お迎えがいよいよ近づいているとわかっていたくらいです」「それに関連した特別なことがあった記憶はありません。あのときはみんな、ただただびっくりして、最後の時間を彼女と過ごせることを喜んでいました。ただしお医者さまには、もうじき臨終だろうと言われていました」「思いつくのは、彼女の死が迫っていたことです。それ以外はないですね」「彼が亡くなったこと。それが誘因でどうですか？」

友人や家族の来訪を考えうる誘因として挙げた回答者もいた。「彼女の子どもたちが訪ねてきました。子どもたちは、母親が末期がんであると知りませんでした」「兄弟たちがわざわざ義父に会いに来てくれました」「親類が来たことでしょうか。入院から一日たたずに、彼女の家族全員が集まったのです」「当時、彼女は終末期医療のために入院中でした。あの日は親類がお見舞いに来ていました。その前の二日間は、呼びかけても応えなかったのですが」

もっとも、身内の来訪を終末期明晰に結びつけている報告は、いくぶん慎重に読む必要がある。ことはそう単純ではないかもしれないからだ。家族や友人がいることは明晰性のエピソードが起きる理由にならないが、その家族は当然ながら患者の変化に気づきやすく、両者には等しく妥当性がある。言い換えれば、終末期明晰が観察されたということは、理屈のうえでは(それを見ていた)訪問者が存在した、ということなのである。しかし、だからといって、その人が終末期明晰を引き起こしたことにはならない。また、報告された事例の圧倒的多数が死の直前に生じているが、家族や友人がその場にいたのは、患者の容体が悪化したと聞いて彼らが患者のもとへ行きたいと願ったからであり、家族の来訪と終末期明晰の推定上の結びつきはこの点でも覆される。

投薬の変更が終末期明晰のエピソードを引き起こしたか、その誘因になった可能性を挙げた回答者も何人かいた。化学療法などの薬の中断が引き金になったとする、次のふたつの事例がそうだ。「月曜日(二日前)に抗がん剤をやめる決断をし、(略)認知症の薬が処方されました」「医師が認知症の薬を出すのをやめました。彼の家族は、そのせいで彼の調子が良くなったのだろうと考えています」。さらに、医療施設を変えたことが明晰性のエピソードを誘発したか、その発現に寄与したかもしれないと述べた回答者もふたりいた。「病院を引き払って介護施設に入りました」「病院からホスピスに移ったことでしょうか」

そのほかの誘因（天候、時間帯、特別なライフイベントなど）を挙げた回答者はいなかった。そうしたなかでただひとつ、繰り返し言及された生理的要因は、患者の死が迫っていたことであり、それ以上に明らかな外的誘因は見られなかった。

「たくさんの安らぎと、あるがままに受け入れる気持ち」――目撃者の反応

それから、患者の家族や親族や友人など、終末期明晰のエピソードを目撃した人々がどう反応したのか、という問いがある。これは本書の中心的なテーマではないが、ここで簡単に論じておこうと思う。その理由は、回答者が自身の経験したことや目にしたことをただ説明するのではなく、ときにはそれ以上のことも伝えようとしてくれたからだ。彼らの多くは、その現象を理解しようと、その意味をつかもうとし、とりわけ、彼らの身内や友人が最後の別れの前に見せた予想外の回復を受けとめようとした。それは、喜びと悲しみの感情の両方を一度に経験するという、普通ではありえない組み合わせの状況だった。結局のところ、終末期明晰というのは、それぞれが心理的なストレス因子として十分に働く

ふたつの出来事が融合した現象なのだ。ひとつは、ときに何年にもわたって「失われていた」人物が思いがけず「戻って」くるということ。そしてもうひとつは、その人物が回復から数時間後、数日後、長くても数週間後には死に至るということ。

認知症患者にとって、死は「解放」であると言われることがある。こうした考え方は、親族が大切な人の死を乗り越えるのに役立つかもしれない。そこでは死を、逝く者と遺される者の双方にとってポジティブな出来事と捉える。わたしが介護者との会話ややりとりを通して学んだのは、患者がしだいに混乱し、落ち着きを失い、妄想に取りつかれ、攻撃的になっていくなかで、どうにかこのすべてが終わってほしいと願ってしまうことを、自分自身に認めるのにも抵抗を感じる人がいる、ということだった。また、ほとんどの介護者が、その生活が自然な終わりを迎えることをただ望むことにすら、負い目を感じると話している。

けれども、死にゆく過程で生じるなんらかの要素なり要因が、死の前に患者を病から一時的に解放してくれるとしたらどうだろう？　これは、かなりのとまどいと混乱をともなう経験になるはずだ。一方で目撃者の大半は、そうした最後の邂逅を美しく、とても充実した、神聖で特別で独特な出来事だったと語ってもおり、その状況を重ね合わすと、この経験はいっそう複雑さを増す。「あのときのことを思い出すと、わたしは泣きたいような、笑いたいような気持ちになります」。目撃者たちはそう語る。「あの時間が懐かしくてたまらないのに、もはや終わったことにほっとしてもいます。なんて言えばいいのか……ただありがたくて、そして混乱しているのです」。実際、わたしのチームの調査では、かなりの数の回答者が、愛する家族や友人に別れを告げる最後のチャンスを思いがけず授かったことに、深い感謝の念を抱いていた。

母が逝く前に明晰さを取り戻したことは、とてもありがたいことでした。母の死をずっと受け入れやすくなったのです。会話をするなかで、昔の愛情深い母をまた見ることもできました。認知症にはひどく苦しまされましたが、母が母自身としてこの現実世界を去っていったことがわかったのは良かったな、と思います。

＊

あのような最後のときを彼らと過ごせて、本当に良かったです。時間にするとほんの一瞬でも、彼らが耐えてきた痛みや苦しみがすべて消えたのですから。それは、喪失の悲しみを乗り越える大きな助けになってくれるはずです。

＊

最初は驚きました。何かすごいものを見せられた気分で、この機会に大切なことを言っておかなくては、聞いておかなくてはと思いました。とても感動的で貴重な体験でした。

＊

あの最後のコミュニケーションは、わたしたち全員にたくさんの安らぎと、いまの状況をあるがままに受け入れる気持ちを授けてくれました。彼女と最後にやりとりしたのがこのわたしであったこと、彼女が最後に発した言葉がわたしの名前だったこと、そして、闘病生活を通じて彼女のそばに悔いなくいられたことを思い出すと、あの時間が心からいとおしくなります。

＊

とっても素晴らしくて、感動しました！　幸せで、ありがたくって。

彼に言いたかったことがあったので、本当に思いがけない、贈り物のような時間になりました。

一方、明晰性のエピソードに「ショックを受けた」、混乱した、と答えた人々もいた。

たとえ一日じゅう反応がなくても、わたしは彼に話しかけ、自分がそばにいることを伝えていました。だから、目覚めた彼が最初に家族のことを尋ねたときには、がっかりしました。

一瞬、彼女が元気になることを期待しましたが、すぐに容体が悪化し、わずか六日後に亡くなりました。

＊

みんなショックを受けていました。ああ、もう終わりなのだと思いました。彼女は身体を起こし、何事もなかったかのようにみんなと話しだしました。笑顔を浮かべて、以前のようにごく普通に会話に加わっていました。だれもがひどくとまどっていましたが、彼女と過ごせることは喜んでいました。ただし、その時間は長くは続きませんでした。

＊

びっくりして気が動転しています。いったい何が起きたのか……。喜ぶべきだということはわかっていますし、実際に喜んでいるのですが。でも、同時にすごく混乱しています。

明晰性のエピソードに複雑な思いを抱いた回答者の一群とさらにやりとりすると、心理学的に興味深い事実が見えてきた。回答者のなかには、病気の親族の行動や人格がともすればおぞましく変化するなか、病気や徐々に進行する衰弱に対処するための自分なりの方法を見つけた、と言う者がいた。つまり彼らは、その親族がまだ生きているうちに（心理的に）別れを告げたのだった。この解離は、重度の身体的・心的疾患を抱える患者の家族にときおり生じる、一種の対処メカニズム（訳注：精神的ストレスに対処しようと身体が無意識に反応すること、またはそのためのしくみ）だと考えられる。こうすることで、相手の人格の変化に日々失望したり、不安や苦痛に襲われたりするのを防いでいるのだ。またそれによって、認知症になる前の親族や友人の状態を忘れずにすみ、以前のその人といまの姿を区別しやすくなる。しかしこの対処メカニズムは、すでに別れを告げていた患者が突然、思いもよらず「戻ってきた」瞬間に崩れてしまう。崩れるだけならまだしも、別れを告げるのがあまりに早すぎたのではないか、と考えて不安になる人もいる。つまり、罪悪感を抱くのである。

こうした人々が自身の経験を理解するのを、だれが助けるのだろうか？　あなたたちは孤独ではないと、その反応は異常でも恥じることでもなく、ただ人間らしいものだったのだと、だれが彼らを安心させられるのだろうか？　生もまた死と同じくらい不可解なものだし、親族の死の間際に終末期明晰のような思いがけない現象が起きたら、それは支援のプロだって取り乱して当然だと、だれが言ってやれるのだろうか？　要は、だれかがそばにいて、遺された人々がその経験を乗り越え、理解し、受け入れるのを支えるべきなのだ。

希望なき場所での希望

この話はまだ終わらない。なぜなら彼らだけではなく、終末期明晰を目撃しなかった人々も支える必要があるからだ。

この問題は、終末期明晰の社会的な認知度が上がったらいずれ深刻になるだろうとわたしは考えている。ここでも思い出されるのは、臨死体験の研究をめぐる初期の状況だ。臨死体験は現実なのか、という医学界の当初の懐疑は、やがてそうした体験を報告する人々を、医学的また心理学的観点からどう正当に扱うか、という問いに変わっていった。だが、臨死状態にありながら臨死体験をしなかった、あるいは体験したことを覚えていない人々はどうなるのだろうか？　これは明らかに研究不足の課題だが、このグループからはときとして、だれもが話題にしているその素晴らしい体験を自分ができなかったことで裏切られたような気分になる、という声が寄せられることがある。彼らは、報告できることはほとんどなくても、臨死体験者となんら変わらない実存の問題に直面している。けれども、そんな彼らの声に耳を傾ける者はとても少ないのだ。

同様のことは終末期明晰でも起きるかもしれず、とりわけ世間での終末期明晰の語られ方を見ていると、そうした状況がなぜ、どのように生じるのかも容易に想像できる。終末期明晰に関するわたしのチームの研究が最初に一般向けメディアで報じられたとき、それらは総じて希望にもとづいた論調で書かれていた。その理由は、アルツハイマー病や認知症などの深刻な神経疾患から通常連想される「衰弱」や「破壊」といったおなじみの惨めな表現を、終末期明晰が数段ポジティブに代替しうることに記者たちがすぐに気づいたからだろう。それが、この現象の正当な見方のひとつであることは間違いない。

一方で、終末期明晰がいまでも比較的まれな現象であることは忘れてはならないし、その事実を隠すべきでもない。現在参照できる唯一の(つまりマクラウドの)前向き研究では、末期患者の約六パーセントがTLのエピソードを経験するとの結果が出ている。もっとも、この研究の患者群は、人数(一〇〇人)以外に条件の縛りがなく、認知障害の患者をあらかじめ選んだわがチームの研究患者群と直接比較はできない。また、韓国のイルサンドン(一山東)区の大学病院でおこなわれた調査では、現段階で最小の発現率が遡及的《レトロスペクティブ》に確認されている。三三八件の死亡例のうち、終末期明晰が観察されたのはわずか六例だったのだ(発現率は一・八パーセント)。ただし、この研究の対象者で認知症を患っていたのはひとりだけだった。一方、ピーター・フェンウィックは、それよりかなり高い数値(一四パーセント)を報告している。[7] わたしがホスピスと緩和ケア病棟でおこなった非公式の聞き取り調査でも、推定される数値の幅はかなり広かった。医療関係者にしても、終末期明晰を「たびたび」目撃すると言う人がいれば、一度も見たことがないと言う人もいる。数値はあくまでおおまかな推定であり、さらなる前向き調査をおこなうことでしか、この現象の具体像は得られないのだ。

発現率の現実的な推定にたどり着くのが難しい理由は、もうひとつある。終末期明晰は気づかれずに終わってしまうことがあり、それが推定の難しさに拍車をかけているのだ。TLのエピソードのほとんどが比較的短期間に生じることを考えると、そうしたエピソードの一定数が、それを記録して報告する人がだれもいないときに起きている可能性はきわめて高い。この問題については、何人かの回答者も指摘していた。彼らは、その日もともと別の予定を入れていたり、道路の渋滞などの影響で面会時間ぎりぎりに病院に着いたりしたために、患者の明晰性の回復を「あやうく見逃すところだった」と述べている。

ともあれ、終末期明晰の信頼できる報告は、「これはどうやらまれな現象である」という宣言を最初から織り込んでいるべきだ、とわたしは考える。残念ながら、ほとんどの認知症患者や神経疾患の患者は、それとわかるTLのエピソードを経験せずに世を去る。だから、自分の身内にも明晰性のエピソードが起きるはずだという過度な期待を家族に抱かせるのは無責任だし、倫理にもとると思うのだ。わたしのもとには、終末期明晰を待ち望んでいた（いる）という患者の家族や友人からのメールがときどき届く。なかには、患者が期待に反して明晰さを取り戻さずに亡くなったため、ひどく気落ちしている人もいた。

父の症状が悪化したとき、わたしはできるだけ時間を作って父に付き添いました。お別れを言う最後のチャンスを逃さないようにしよう、最後のがんばりを絶対に、絶対に見届けよう、と思っていました。ですが、そのチャンスはついに訪れませんでした。「終末期明晰」についての一連の素晴らしい物語を読んだとき、わたしは、胸を打たれるとともに悲しくなりました。終末期明晰はわたしにとって大きな意味をもっただろうと思うのです。その機会を得られなかったことが悲しくてなりません。

＊

昨年、あなたの研究について読みました。母が認知症で、いまは肺炎を起こしています。これはｉＰｈｏｎｅから書いています。母の終末期明晰を見逃すまいと、つきっきりで看病しています。母がこの難局を切り抜けるために、わたしに何かできることはないでしょうか？　母に聞こえていることを願って話しかけていますが、いまのところ、明晰さが戻った兆しはありません。

＊

わたしたちは、父が戻ってくるのをいまかいまかと待っていました。父に伝えたいことがたくさんありました。母さんのことは任せて、と言って父を安心させたかったし、きょうだいと仲直りしたことや、何も問題はないから心配しないでほしい、ということも伝えたいと思いました。それでわたしは父にずっと付き添っていました。ところが、父はあの兆しをちらりと見せずに亡くなったのです。どうしてなのでしょう？　どうして父はそのまま逝ってしまったのでしょうか？　どこかで踏ん切りをつけねばとは思っていますが、なかなかできません。

ここで、終末期明晰を研究する者にとっての倫理的ジレンマが生じる。終末期明晰は、一方では医学、心理学、哲学、さらには精神性と多岐にわたって幅広い意味を内包しうる、驚くべき現象を研究する機会を与えてくれる。だから研究者としては、それについてついつい語りたくなる。死の間近にとても素晴らしいことが、もっと言えば、素晴らしく美しいことがたまさか起きるのだということを、世間に知らせたくなる。

とりわけ支援の場で働く人々に、それを目撃したとき――つまりは、困惑する家族が彼らの授かった贈り物を十分生かせるよう支えるべきとき――に、どう対処すればいいかを心得ておけるように知らせたいと思う。だが他方では、終末期明晰という現象自体はもちろん、その誘因や前兆についても現状ではほとんどわかっておらず、そうした状況で終末期明晰のポジティブな側面を患者の親族や友人に語るには、十分注意を払う必要がある。そのポジティブな面に加えて、果たされずに終わる可能性の高い非現実的な希望や期待があることも伝えるべきだろう。

それと同時に、明晰性のエピソードが起きるとすれば、それはたいてい比較的短時間で終わり、またおそらくはそのエピソードとの関連で、患者が遠からず亡くなる可能性があるということも、患者の親族や見舞い客に伝えるべきだ。目撃者の多くが「素晴らしい経験」だと語るものを人々が見逃さないように終末期明晰の存在を知らしめることと、その最後の贈り物を受け取れないかもしれない人々に非現実的な期待を抱かせてしまうことには、薄紙一枚ほどの差しかない。死と死にゆくことにかかわる多くの事象がそうであるように、終末期明晰も、少なくともいま現在は予測がつかず、発現を見越して計画を立てることもできない。わたしたちにできるのはただ、多くを求めたり期待したりせず、心の準備をしておくことだけなのだ。

ここまでの議論をまとめると、終末期明晰は、各種の認知症に限らず、さまざまな神経学的疾患で広範に起こりうる現象であるようだ。また、明晰性のエピソードは、神経機能と認知機能に障害を抱える人の認知・精神状態の日々の正常な変動範囲を大きく超えていると見られ、通常は寛解が見込めない疾患において生じる。最後に、現在手に入るデータは、終末期明晰が死と関連する現象であることをはっきり示しているが、回答の偏りが推測されるため、確実さにはやや欠ける。さらに、現象の実際の発現率についてもあいまいな点が残っている。

それでも、この現象は確かに起きている。次からの章では、それがわたしたち人間について、その意味について、そして死や死にゆくことについて、何を語っているかを探っていくこととしよう。

第 III 部

死ぬときの心、
遍在する心

人間は二つ［肉体および精神］の
基本的な要素から成るという説が、
一つの要素から成るという説と比べて
真実性が少ないとは思えない。
——サー・チャールズ・S・シェリントン

（『脳と心の正体』ワイルダー・ペンフィールド著、塚田裕三・山河宏訳、
文化放送開発センター出版部より引用、［　］内は著者による補足）

Mind at Death,
Mind at Large

第 9 章

白いカラス

White Crows

終末期明晰は何を語っているのか

終末期明晰の研究とはどういうものかを説明するとき、わたしはよくこんなふうに話す。「わたしのチームは、認知症の人々が死に近づいたときに、彼らの昔の——つまり発症前の——自己が〝目覚める〟のかどうか、もし目覚めるのであれば、いつ、なぜ、どんなふうに目覚めるらしいのかを調べています。それほど頻繁に起きることではないですが、さらなる調査が必要な程度には起きています。とても刺激的な研究ですし、認知症や死について調べていると聞いて、みなさんが想像するほど気の滅入るものでもないですよ」

そしてさらに問われると、たいていこう付け加える。

「嘘っぽく聞こえるかもしれませんが、この研究には心を慰められることがたくさんあります。内包された意味も無数にあります。そのほとんどはどこか深い安らぎを感じられるものであり、それらが人という存在について、また人の人格性と脳で起きていることとの関係について、何を語っているのかを解き明かそうとしているのです」

これは、わたしのチームの研究をわかりやすく端的にまとめたもので、わたしがなぜこの研究を何年も続けているのか、なぜこれからも続けるつもりなのかを説明している。加えてこれは、わたしが見るところ、チームが現在取り組んでいることをざっくりとではあるが網羅している。つまりわたしたちは、終末期明晰の事例とその周辺状況のデータを集めて、終末期明晰とは何かを考察しているのであり、調査の参加者や死にゆく人々の言葉に耳を傾けて、彼らから大切な教えを学ぼうとしているのだ。

もっとも初めは、この短い説明を聞いた人から、研究の内容についてさらに問われるとは思わなかった。確かに人が思うほど気の滅入る研究ではないものの、認知症だの死だのといったことは、たとえば夕食やガーデンパーティの席で話して楽しいことではないし、ことさらに場が盛り上がる話題でもない。ところが実際には、思った以上に多くの人々がさらに質問を繰り出し、わたしの説明のあいまいな点をたちどころに突いてくるのでたびたび驚かされる。

「〝目覚めるらしい〟って、どういう意味ですか？」。ある人はそう尋ねる。「どうしたら目覚めると思われるのですか？　人は目覚めているか、そうでないかのどちらかでしょう。ふりができることではないですよね？　仮にうまくできたとしても、目覚めているのに疑いの余地はないわけだし」。それから、もっと頻繁に問われることがある。「では、あなたが言うように、昔の自分が〝目覚める〟のだとしたら、それはずっとそこにあったということになりませんか？　病気の陰に隠れていたとか、そういう理由で」。

それから議論が始まる。ときには親類や友人の終末期明晰を見たと言う人が現れ、そこに別の人が加わり、気づくと脳と心についての、魂についての、TLのあとや死後の魂の考えうる未来についての、はたまたそのほか諸々の、哲学的または宗教的な議論にどっぷりつかっている。このように終末期明晰には、明らかに人を引きつける力がある。その理由はなんといっても、それが認知症や衰弱や死に関して、普段耳にすることとはまったく別の物語を語っているからだろう。

こうした議論を、ポール・エドワーズが語ったミセス・Dの物語（67ページ参照）や、そこから彼が得た、認知症のような神経疾患についての一見「逃れようがない」陰うつな教訓と比べてほしい。人の心は脳で起きている現象にすぎず、ゆえに病気や障害やその後生じる神経機能の崩壊は、わたしたち自身とその精神と人格性と記憶の衰退を、さらには完全なる破壊を必然的にともなうという教訓だ。

前にも述べたとおり、ポール・エドワーズの主張は、少なくとも最初はきわめて説得力が高そうに見えた。だが、これも前に尋ねたことだが、もしもミセス・Dが死の床で「ふたたび目覚めたら」どうなるのだろうか？　アルツハイマー病の進行に容赦なく襲われていたミセス・Dの脳の症状が、突如として消えたことを信じるだけの理由が何ひとつ見つからなくても、この議論はまだ説得力をもつのだろうか？　前章で見たように、もはやこれは単なる仮定の問いではない。これは、過去から現在に至るまで何百回となく目撃され、記録され続けている現象なのだ。

　では、ここから何が言えるだろう？　わたしたちは、終末期明晰をどう解釈すべきなのだろうか？　ひとつの単純な（単純すぎる）解としては、認知症で観察されたことから自己の本質や運命について確実な結論を引き出せるとしたエドワーズの主張を、わたしたちが知りえた終末期明晰の知識に敷衍《ふえん》することだろう。エドワーズ（そして唯物論一般）に言わせれば、認知症の進行にともなう自己の衰退と破壊は、脳機能を超越した自己――あるいは魂――の存在を否定する強力な論拠ということになる。

　だとしたら、認知症などの神経疾患があったにもかかわらず、以前とそっくり同じ自己が「ひとりで」に「予期せず」復活したことについては、どう説明するのだろうか？　無傷の自己が自発的にふたたび現れたというのは――神経生物学的な原理を超えて存在する個人の意識ある人格性に関するエックルスやフランクルの理論に従えば――その「以前の自己」が、そもそも神経疾患の進行により完全には破壊されていなかったことを意味するのではないか？　病気の悪化によりアクセスできなくなってはいたが、そのあいだもどうにかして守られ、保たれていたということではないだろうか？

このように、終末期明晰がさまざまな問いを投げかけているのは間違いない。実際、答えを提示することよりも多いくらいだ。たとえばわたしのチームは、次のような問いを研究ミーティングで繰り返し議論した。終末期明晰が本当に起きるとしたら、なぜそれは死の直前であって、もっと前ではないのか（そのほうが何かと便利そうだし、進化論的にもはるかに適応的に思えるのに?）。なぜ終末期明晰は、もっと早いタイミングで起きないのか（そのほうが認知症の自発的な寛解からずっと多くのものを得られそうなのに?）。そして終末期明晰が主に死と関連しているとしたら、死の瞬間やその前後に具体的に何が起きれば、そうした予期せぬ、しかもきわめて非現実的な現象を生じさせられるのか。

こうした問いから得られる二種類の考え方がある。ひとつは、臨床面での考え方である。明晰性の回復が起きうるとしたら、それは、人生の終わりごろに生じてなんらかの方法で終末期明晰を「誘発」している、（しかし患者の生命を実際に脅かすことはない）現時点では未知のプロセスを模倣または刺激している可能性が考えられる。そうした終末期明晰の生体指標《バイオマーカー》が見つかれば、終末期明晰につながる事象を制御された方法で引き起こし、それによって「終末期」ならぬ「逆説的」明晰の発現を促せるはずだ。

そうなれば、ゆくゆくは終末期明晰から、認知症をはじめとした深刻な神経障害の新たな治療方法が生まれるかもしれない。数千万人がその恩恵を受けられるだろう。すでに罹患しているか、ある種の認知症を発症するリスクが遺伝的に高いとわかっている、数千万の人々が。この可能性については、終末期明晰に関する白書――ベセスダの国立老化研究所(NIA)でおこなわれた専門家ワークショップの成果のひとつだ――でも取り上げたが、NIAがその後、終末期/逆説的明晰の研究に数百万ドルというたいそう気前の良い資金獲得機会を提供した理由のひとつが、この認知症治療にかかわる可能性だった。[1]

一方、NIAの専門家ワークショップでは、終末期明晰の哲学的意義をめぐる問いも議論された。そのなかには、終末期明晰の研究の主旨を端的に説明するときに昔もいまも尋ねられる、例の問いもあった。「つまり自己というのは、一見ひどく損なわれているときや、〝破壊〟すらされているように見えるときにも、終末期明晰が起きるまでなんらかの方法で保たれていると、そういうわけなのですか?」

不可能を可能にする

たぶんそうなのだろう。しかし繰り返すが、これはそう単純な話ではない。終末期明晰のより奥深い意味についてどんな考えを抱き、どんな推測をしていようと、わたしたちは、ふたつのまったく相反する考えを調和させなければならないのだ。一方では、日々の生活と大量にある研究は、わたしたちの意識ある心が脳機能に明らかに依存していることを語っている。わたしたちは、酒に酔ったり熱が出たり、肉体的に消耗したりすると、頭がぼんやりして自己の感覚が変化するか鈍くなり、ときには意識不明にさえ陥る。身体的（とりわけ神経学的）な機能や正常性への心の依存を裏づける発見は多々あるが、その逆のことを示していると見られる唯一の現象と出会ったために、その正当性を失ったという発見はひとつとしてない。

結局のところ、この依存が認知症のような脳疾患を破滅的なものにしているのであり、同時に終末期明晰を驚くべきものにしているのだ。終末期明晰が別の状態をほのめかしているようだからといって、この依存を無視したり切り捨てたりするのは、認知症と終末期明晰の両方を不当に扱っていることになる。

要するにわたしたちは、自己と人格性と脳機能の関係における、ふたつのまったく異なる正反対の考えを調和させ、その両方を共存させられる包括的なモデルを見つけるという難題に直面しているのだ。人の日常のほとんどの場面で見られる依存と、死の間際に起きるこの依存の明らかな断絶、このふたつの折り合いをどうつけるかが問われている。

だが、どこから始めればいいのだろうか？　この企てに役立ちそうな科学的・理論的研究は多くない。終末期明晰をさらに調査して理解しようという試みは少なく、その意味を探ったものとなるとますます少ない。終末期明晰がもっと注目を集めていたころの初期の文献にも、そうした試みはあまり見つからない。たとえば、ヴィクトリア朝時代の医師は、主に診断の見地から終末期明晰を観察し、ＴＬは概して「患者がじきに衰弱して死ぬ」ことの明白な兆しである、と記していた。

せん妄がやみ、心が一時ふたたび清澄になり、感覚が鋭敏になる事例は、希有というほどではないが確かに起きる。もっともその後、せん妄が戻るか、昏睡状態に陥るか、あるいは肉体の力が急速に衰えるかして、患者は速やかに死に至る。だが、そうして知能がつかのま明晰になるときにも、それがあやかしである証として、身体は変わらず不調の徴候を見せている。眉間の歪み、肌の表面の冷たさ、冷や汗、弱い頻脈が観察されるのだ。[2]

また、本書の前のほうで紹介したケーテの事例（89ページ参照）を目撃して記録したハピッヒとヴィトネーベンのように、もう一歩踏み込んだ意見を表した人々もわずかながらいた。このふたりは、一九三〇年代初頭のドイツで急速に広まりつつあった「安楽死運動」への反対声明のなかで、ケーテの事例を引き合いに出している。

どんなにひどい精神錯乱者も、最も深い意味においては健常な人間に劣らないというのがわたしの意見だ。これまでありとあらゆる衝撃的な経験をしてきたが、そのうちのいくつかは、わが病院の医長であるヴィトネーベン医師とともに経験した。これらの経験からわたしが学んだのは、最も哀れな精神病者でさえ内なる生を密かに生きており、それはわたし自身の内なる生となんら変わらぬ価値をもつということだった。破壊された外面が、それを表に見せるのを妨げているだけなのだ。そして死の間際にときおり、あらゆる病的な障害が剝がれ落ち、そうした美しき内なる生が姿を現わす。そのとき、われわれにできることといえば、芯まで身を震わせながら、その前に立ち尽くすことのみである。そうした出来事を目撃した者にとって、法的に統制された安楽死への問いは、それ自体が完全に過去のものとなってしまうのである。[3]

とはいえごく最近まで、終末期明晰の解明はおろか、さらなる調査に向けた研究協力の動きも見られなかった。終末期明晰はまれな現象であり、先ほど論じたように、脳と心の関係にかかわる一般的な知識の（ほとんどではないにせよ）多くと矛盾する、信じがたい出来事をわたしたちに突きつけてくる。

それはなんと言うか、直観を大きく裏切る並外れた現象であり、そのような直観に反する並外れた現象を理解することは、ましてや説明することはけっして易しくない。そればかりか、終末期明晰はこの分野を手がける研究者に、自分たちが——その問題となっている現象について——「知っている」ことはもちろん、そうではないかとただ「疑って」いたり「考えて」いたりすることについても、たとえ誤った確信になろうと、その先へと思いきって踏み込んでいくことを求める。「心は脳の働きがなせるものであり、脳が働かなければ、心も意識も自己も存在しない。議論終わり」。これは、わたしたちが大学で学んだことだ。そして終末期明晰は、そのことに疑問を投げかけているようなのだ。

こうした問題のいくつかを同僚と議論していたところ、同僚は冷ややかにこう言い放った。「じゃあ、きみは白いカラスを追いかけているんだな。せいぜいがんばってくれよ！」。〈白いカラス〉——この言葉は、心理学のとりわけ傑出した先駆者であり、アメリカの小説家ヘンリー・ジェイムズの兄でもあるウィリアム・ジェイムズの発言から来ている。その長く成功した学者人生のあいだに、ウィリアム・ジェイムズは、ハーバード大学にアメリカ初となる心理学実験所を設立し、自身の実験所で知覚に関する画期的な研究を主導したほか、アメリカで最初の心理学の教科書を書き上げた（ちなみにこの教科書は、全一四〇〇ページ近くに及ぶ二巻組の大著で、心理学界隈では「ザ・ジェイムズ」として通っており、ページ数がはるかに少ない要約版は「ザ・ジミー」と呼ばれている）。

だが、こうした華々しい業績の傍らで、ジェイムズがテレパシーや透視能力や終末期の幻視のような「心霊」現象も調べていたことはあまり知られていない。生まれたての学問分野の創設者には、確かに似つかわしいとは言いがたいテーマである。しかし、同僚から度重なる厳しい批判を受けながらも、ジェイムズはかまわず調査に没頭した。そして調査を始めて数年がたつころには、彼の動機はもはや純粋な好奇心にとどまらなくなっていた。そうした超常現象をあまりに頻繁に目撃してしまったという個人的な使命感から、もっとまともで信頼できる研究に向かってほしい、という同僚の訴えに屈するどころではなくなっていたのだ。

一八九六年、心霊現象研究協会の会長講演で、ウィリアム・ジェイムズはこの現象に関する彼なりの見解を披露した。終末期明晰を研究する人々と同様に、彼もまた、みずからが受けた科学教育から大きく外れるものを目撃することに悩んでいた。その教育が、自分が目にしたことを疑うだけの十分な根拠を差し出してくるからなおさらだった。しかしジェイムズは、「正統派の信念」（と彼は呼んだ）と、自身の経験とのあいだのそうした矛盾を解決しないまま併存させはしなかった。

むしろジェイムズは、会長講演でこう述べている。その時代の科学的常識と、彼自身の実験や観察のどちらをより信じるべきかの選択を迫られ、後者のほうにはるかに重みがあるとの結論に至ったのだ、と。そしてジェイムズの考えでは、それは彼にとって重みがあるだけではなかった。それがどういう結果につながろうと、またどんなに常識と矛盾していようと（あるいはそう見えようと）、手に入る証拠と真剣にオープンに向き合っているすべての人々にとって重要なことだと考えたのだ。

しかし真実性の問いが、漆黒の暗闇を晴らす事実の決定的な雷光もないまま、単なる推測やその逆の推測に押し込められているのは惨めなことである。じつのところわたしも、単なる推測に弱められているわれわれの記録の価値を強調する際は、いわゆる「厳格な科学」の不信奉者の立場をあえて取り、理性よりも感情に訴える主張をしてきた。わたし自身の立場はそれとは異なる。わたしが見るところ、雷《いかずち》はすでに落ちている。そして正統派の信念は、その信念の根拠が弱まっただけではなく、その真実性自体も決定的に覆された。哲学屋らしく理屈めいた言葉を使わせてもらうなら、普遍的な命題は、ひとつの個別的な事例によって「真ではない」と証明しうるのである。

あなたがすべてのカラスは黒いという法則を覆したいなら、すべてのカラスが黒くはないことを示そうとしてはいけない。ただ一羽のカラスが白いことを証明すればよい。[4]

心霊現象の証拠の確かさに関するジェイムズの評価が正しかったかどうかはさておき、わたしの同僚の意見は正鵠を射ていた。わたしたちは白いカラスを追っていたのだ。それに、少なくとも一見したところでは、普遍的な命題（心の脳への依存）は、個別的な事例のせいで修正を必要としているらしい。だとすると、終末期明晰はやはり白いカラスだということになる。もしも――これはかなり強い「もしも」だが――それがTLの本当に語っていることならば。

終末期明晰をめぐる最も重要な問いのひとつも、それが白いカラスの現象と言えるのかどうか、ということにある。自己と心と人格性が、重度の障害を有する脳の活動から比較的独立していることがうかがえるような、そんな白いカラス的な事例はあるのだろうか？

もしあるとしたら、その新たな現象は、終末期明晰に対するわたしたちの考えを裏づけ、ひいては天秤のバランスを人格性の非唯物論的な本質のほうに傾けるのだろうか？　アメリカの心理学者ポール・フランシス・カニンガムは、こう指摘している。

求められるのは、必須の脳物質を欠いても正常な認知プロセスが起きるという、あるいは、測定できるほど脳機能が働いていなくても覚醒が生じるという、ただひとつの確かな発見である。それが、心と身体の関係についての人々の考え方を変えることになるのだ。[5]

カニンガムの考えによれば、これと似た条件がそろうのは、脳機能が著しく低下しているか、ことによると停止寸前でさえありながら、見たところ精神の活動がまだ続いているときだという。あるいは、終末期明晰で見られるように、死の間際にそうした活動が復活し、より活発になるときだというのだ。

第10章

極限状態の心と脳

Mind and Brain in Extreme States

死の直前の心と脳

だが、脳の病気で深刻な障害に陥っているわけではなく、死期が迫っているわけでもないのに、脳機能が停止状態にあるか最低でも著しく低下しているような事例は、どこを探せば見つかるのだろうか？　この点で鍵を握っていると思われるのが、終末期明晰のある側面だ。終末期明晰の際立った特徴として、じつにさまざまな神経疾患（一般的な認知症、アルツハイマー型認知症、レビー小体型認知症、血管性認知症、エイズに関連する認知症、脳腫瘍、脳卒中、原発性または二次性脳腫瘍、細菌性髄膜炎の後遺症、外傷性脳腫瘍など）において生じるということがある。だが、その定義的な特徴――精神の明晰さ、すなわち「かつての自己」が自発的に予期せず回復すること――を除けば、TLのエピソードの共通項は、「患者の死の直前に起きる」という一点に絞られる。それ以外に、各事例の生理学的基盤にはほとんど共通点がないようなのだ。前の章で見たように、終末期明晰の事例の考えうる相関や個別の要因、周辺事情、そして誘因をわたしのチームが調査したときにも、調査対象の患者群には、エピソードの発現の予測や推測を可能にしてくれそうな要素は見つからなかった。病名も、年齢も、性別も関係がなかった。そうしたなかで、調査参加者が繰り返し挙げていた唯一の考えられる要因は、患者の（a）認知機能がひどく損なわれており、（b）ほとんどが比較的短時間のうちに亡くなった、ということだった。

このように、死の間際に事例が極端に集中しているのを見て、自然と気づくことがある。死の前に起きる特殊な心理学的現象は終末期明晰だけではないのだから、当然といえば当然のことだ。先述の終末期明晰に関する白書のなかで、わたしたち専門家グループは、終末期明晰と臨死体験（NDE）の類似点について短く触れた（詳しくはこのあとの引用を参照）。臨死体験とは、蘇生した患者の一部が報告している、現象学的にも精神的にも豊かな意識上の体験のことである。NIAの研究ワークショップで、わたしたちは終末期明晰と臨死体験の類似点についてかなり時間をかけて議論した。それほどまでに印象的で奥深いことだったのだ。終末期明晰と同様に、臨死体験でも、複雑な思考や意識上の経験、自意識や人格性の回復が観察される。しかもそれが、たとえば心停止中の機能低下した脳の状態で生じるのだから、状況的にもきわめて現実離れしている。

ここでもまた、「死の直前に起きる」というキーワードが浮かび上がる。これが臨死体験の共通因子であり、それ以外に、心停止または呼吸停止（あるいはその両方）を生き延びたあとに、その体験を思い出して報告する人物を予測できる因子や変数は見つかってないのだ（以下、白書からの引用）。

臨死体験は古来、文化を問わず報告されており、認知症における逆説的明晰の、とりわけ死の直前に生じるそれに最も近い現象だと考えられる。臨死体験とは、機能低下した脳で経験される現象学的に豊かな体験のことである。認知症における逆説的明晰と同様に、臨死体験も、二〇〇〇年代初頭までの事例研究では主として逸話的に、また遡及的《レトロスペクティブ》に報告されていた。二〇〇一年、心停止を起こした患者群を対象にしたふたつの前向き《プロスペクティブ》な疫学調査から、この集団における臨死体験の発現率が最大で一八パーセントに達することが明らかになった。この数値は、事例報告のみから推定されていた発現率よりもかなり高かった。[1]

それでは、死と死にゆくことが決定的に交わるこの十字路で、脳という生物学的な機械が正しく働くのをやめても、心が一見活発に活動できるのはなぜなのだろうか？　さらにはそうした条件下で、もっと普通の状況で見られること——無傷で健全な脳機能への心の依存——と明らかに矛盾していると思われる現象が観察されるのはなぜなのだろうか？　これもまた白いカラスなのか？　そしてなぜ、両方とも死の直前にだけ現れるのだろうか？

ここで起きていることを理解するために、科学史と科学的思考の発展をめぐる短い旅に出てみよう。それはたやすく理解でき、白いカラス一般をどう考えればいいのか、また白いカラスはどこでよく見つかるのかといった疑問に答えてくれる。終末期明晰と臨死体験をどう捉えればいいのかについても、そこから見えるものがあるかもしれない。

境界条件が示すもの

科学的に、あるいは日常生活で何かを理解しようとするとき、わたしたちはたいていまず、物事や出来事を観察してその規則性に注目すると、それらが何でどうふるまうかについての理論を、それらの未来のふるまいを予測できるという前提に立って組み立てる。これは「理解がどう生じるか」の説明としては、若干まわりくどく聞こえるかもしれない。だが、同じことを日常生活の観点から考えてみたらどうだろう。すっと頭に入ってくるのではないだろうか？　何かを――スマートフォンやアプリ、または自家用車でも――理解しはじめたら、そのふるまいは以前ほど謎めいたものではなくなり、もはや驚かされることもなくなる。その物事や出来事が、つまりはその「扱い方」がわかりはじめるのだ。このボタンを押せばこうなり、あの機能を立ち上げればああなる、といった具合に。初めはとまどうことも多いだろう。それでも機器に慣れるにしたがい、驚きはだんだん減っていく。自分の予測(「ああすればこうなる」)もしだいに精度を増す。一方、科学的な理解のプロセスは、スマホをいじってその動作を把握するよりはもう少し制御されて秩序立っているが、基本的な手順は変わらない。物事や現象にしだいに精通し、それが「なぜだか」起きるのではなく、一定の規則性のもとに起きることがわかりはじめる。そのすべての裏にしかるべき「ロジック」があるようだと気づくのだ(それは実際にあり、あなたはいずれ見つけ出す)。それから、その規則性について理解したことを中心に理論を構築する。そうして何かを少しだけよく理解しはじめたら――つまりは理論がうまくできていたら――それはわたしたちの背景知識と調和し、最低限必要なもの以上に情報や機能を増やさず、なにより物事や出来事のふるまいを正しく予測するはずだ。こうして理論はテストに合格する。少なくとも、いまのところは。

だが、単にわかっていることは、あるいは優れた理論をもっていることは、じつは科学(日常生活においては理解)のすべてではない。科学とは発見であり、好奇心を抱くことであり、まだ見ぬものへと手を伸ばすことであり、自然に働きかけることであり、その(科学の)限界を試すことであり、そして可能ならば、その内なる作用をもっと明らかにすることでもある。だから何かを理解したら、わたしたちは自分がどこまで理解しているのか確かめようとし、場合によっては、その限界がどこにあるのかも見定めようとする。だから、より珍しい事例に目を向けるし、より特殊な、極限的な条件で自分の理解がどうなるかを試すのだ。ひとつ例を挙げよう。重いものは、より軽いものよりも速く落下するだろうか？　もちろん、答えはイエスだ。これは毎日でも観察できる。本は、羽根や紙よりも速く地面に落ちる。だが、空気がない状態でも同じことが言えるだろうか？　答えはノー。真空では、どの物体も同じ速度で落下することになっており、こちらは論理的な証明が必要となる。ではもうひとつ、非常に小さな物体は、非常に大きな物体と同じ力学に従っているだろうか？　答えはノー。こちらもまた証明が求められる。

このように、より極端な側で何かを観察することは、その対象をより広い範囲にわたって、よりよく、より深く、より完全に理解するための手がかりとなることがしばしばある。なぜなら、ある種の自然現象の特殊な、あるいは極端な状況を深掘りすると、自然のこれまで隠れていた性質や日常の条件下では見られない側面が明らかになり、それにつれて、不変だったはずの法則や規則性が急にその妥当性を失うことがあるからだ。ここに白いカラスが見つかる。そして、こうした白いカラスの存在を証明するために、根本的に異なるモデルが必要となり、その結果、新たなモデルや理論が生まれるのだ。

ブルース・グレイソンの提案

ではなぜ、これが終末期明晰を理解しようとするわたしたちの試みと関係があるのだろうか？　わたしの研究仲間であるブルース・グレイソン――認知症患者の現代のTLの事例に関する初の大規模研究を共同で発表したあのグレイソンだ――は、わたしが知るかぎり、物理学における境界条件の概念が、終末期明晰と臨死体験において死と死にゆくことが果たしている役割を理解するのに役立つかもしれないことを提唱した最初の人物である。その根拠はいたって明快だ。死は、生物（そして人間）にとって間違いなく極限的な状況であり、よって死もまた、極限的な条件が自然（この場合は、わたしたち人間の自然）の秩序に関する新たな洞察を明らかにしているひとつの例ということになるのだ。

このような「領域に特異的な」ふるまいの一般概念を物事やプロセスに当てはめれば、わたしたちが日常生活や研究室や臨床実験で何度となく、そして確かに観察しているものと矛盾する結果を臨死状態が繰り返し突きつけてくる理由が理解できるかもしれない。ニューヨークの国連本部でおこなわれたパネルディスカッションで、ブルース・グレイソンは、こうした物理学と死の共通点について次のように説明した。

ニュートン力学は、わたしたちが生きているこの素晴らしく規則的な世界を説明するものとして、数百年にわたり受け入れられてきました。ニュートン力学は、わたしたちの日常のほとんどの場面で非常にうまく機能しています。何かを空中に放り上げたら、それは必ず落下します。より強く投げたらより速く落ち、強く投げれば投げるほど落下の速度は速くなります。ですが、その速さや強さの極限に来て、極端に小さな分子や極端に速い速度を測ろうとすると、ニュートンのモデルは崩れます。ニュートンが悪いのではなく、彼の使っていた公式が万能ではなかったのです。そうした極端な例に来たら、彼の公式はもはや通用せず、その不足を補うために相対性理論が必要となります。（略）

わたしは、脳と心にも同じことが起きていると考えます。日常の場面では、脳と心を同じものだとみなしても、とくに不都合はありません。脳が機能しなくなるような極端な例に触れて初めて、公式が通じないと、脳と心は同じではないらしいと気づくのです。

その最も知られた例が臨死体験でしょう。一見死んだと思われる人々のうち、EEG（脳波）が実際に平坦になったことが確認された一部の人々が戻ってきてこう言うのです。「（臨死体験中に）ただ考えていただけではなく、かつてないほどクリアに考えていた」と。

このほかにも、脳に損傷がある人々の思考がクリアになるケースがあります。不可逆的な認知症や重度の精神疾患を患う人々に起きる例外的な例ですが、死ぬ前に意識が完全に明晰になるのです。家族のことがわかり、つじつまの合った話をし、せん妄が消え、そして亡くなります。いったいどういうことでしょうか？ これを物理的に説明できる言葉はありません。ですが、心と衰弱しはじめた脳を分離できると考えれば、説明がつきます。[2]

しかしながら、人格や自己性の脳機能への依存を、領域――それも日常という領域――に特異的なものと考えるのは、現時点ではかなり説得力の低い提案にすぎない。もっともらしくないこと（終末期明晰）を、多少もっともらしく見せようとしているだけだ。だが、それより先に進める方法はある。単なるもっともらしさを超えるものがそこにあるのかどうかを突き止める方法だ。グレイソンの提案にそれを超えるものが本当にあるならば、死の前にそうした信じがたい意識的な現象がもっと起きていてもおかしくはない。おそらく、生と死の境界領域《グレーゾーン》には、白いカラスがもっと見つかるのだろう。

第11章

死ぬときの心

Mind at Death

マインドサイト

こうした生死の境界領域に属する現象のひとつが、先に挙げた臨死体験である。なかでも注目すべきは、患者が臨床的な死亡状態にあるか、脳波計がもはや脳の活動を検知できないとき（あるいはその両方の状態のとき）に生じ、どこから見ても意識のないその患者が、複雑で秩序立った――そして人によっては目の覚めるほど美しい――意識上の体験をする、という限られた事例だ。

もうひとつの注目すべき現象は、やはり死と関連しているが、こちらはきわめてまれであり、それが何を意味するかもまだよくわかっていないので、ここでは簡単に触れるにとどめておく。だがもし立証されれば、かなり印象的な白いカラスになるだろう。臨死体験が体系的に研究されだした一九七〇年代の終わりから、盲目の患者が臨死体験中に「視覚的な」経験をした、という報告が文献にちらほら現れるようになった。アメリカの心理学者でNDE研究の草分けであるわたしの友人ケネス・リングが、教え子のシャロン・クーパーと調べたところ、法定盲と呼ばれる強度の弱視または全盲の人々が、臨死体験の（前でもあとでもなく）最中に「目が見えた」と報告した事例は、全部で二一例あった。ケネスはこの現象に、「マインドサイト（心の視力）」というぴったりの名前をつけている。ケネスとシャロン・クーパーは、マインドサイトに関する論文や書籍のために、そうした証言者にインタビューしている。証言者の一部は生まれながらの全盲で、別の一部は五歳以後に失明した全盲者であり、残りは残存視力がわずかにある法定盲だった（法定盲の場合、光と闇の違いはわかるが、色や形や人は見分けられず、それ以上のものは何も見えない）。

インタビュー相手のひとりの女性は、もともと近視だったが、二二歳で脳卒中を起こしたあと完全に失明した。その女性が言うには、臨死体験中に自分の身体や主治医や手術室が見えたとのことだった。「見えているのが自分でわかったんです。視力はないはずなのに……しかも、すべてのものが見えていました……とてもくっきりと見えていて、そのときわたしは身体の外にいました。細かいところまで全部見えたのです」

別の男性は、一九歳のときに自動車事故で視力を失っていたが、臨死体験中に、谷の向こうにいる亡くなった祖母の姿が見えたという。それは心安らぐビジョンだったそうで、その鮮やかさについてこんなふうに語っていた。「もちろん、視力はありません。事故で両目を完全につぶされていますから。なのに、（祖母のビジョンは）ものすごく鮮明ではっきりしていて……あの体験のあいだ、わたしは完璧に目が見えていました」

もうひとりの男性は、生まれながらの全盲だった。臨死体験の超越的なフェーズのあいだ、男性は気づくと巨大な図書館のなかにいて、「数えきれないほどたくさんの本が見渡すかぎり」並んでいるのを見たという。それを視覚的に見たのかと尋ねると、男性は「ええ、もちろん」と答えた。はっきり見えたのですか？　「はい、問題なく」。では、見えたことに驚きましたか？　「それがちっとも。『あれ、視力がないんじゃなかったっけ？』とは思いましたが。『いや、やっぱり気のせいじゃないな。あの本を見てみろ。目が見えているまぎれもない証拠だ』」。

こうした回答者の報告によると、ビジョンはたいてい鮮明で、痛いほどに鮮やかだった。（略）目が見えることは「まったく自然」であるか、「見えるのが当たり前のよう」だったとの説明も多かった。一方で、物理的な世界を視覚で初めて知覚するというのは、盲者にとってはときにくらくらするような、心許《こころもと》なさすら覚えることでもあった。[1]

予想どおりと言うか、これらの不可思議な証言には大きな懐疑が向けられた。批判者は、（あからさまなねつ造ではなくとも）ただの作り話だろうとか、いや、聴覚や触覚などのほかの知覚をもとにした虚偽記憶（記憶の誤り）ではないかとか、視覚は実際には使われておらず、耳などから得た情報を視覚的な言葉で誤って再構成して語っているのだろう、などと意見を述べた。確かに、記憶のからくりについて知っていることを思うと、一部の事例でそのようなことが起きていたとしても不思議ではない。[2]

だが、回答者によるそうしたきわめて明瞭な説明を、批判者がはなから作り話や偽りの記憶だと決めつけることには問題があり、その点も同時に指摘されるべきだろう。「常識」に反しているように見える事象やデータ（白いカラス）を、それらが「常識」に反していることを理由に考察しかねるのであれば、それは自由な科学的探究から、一歩間違えば（前述の好奇心が主導する発見のプロセスとは正反対の）教条主義に陥りかねない。目に入るすべての白いカラスを、錯覚や記憶の誤りや気の迷いや故意の嘘として切り捨てるなら、あるいは白いカラスが真正面にいて、こちらをまじまじと見ているのに、その存在をあくまでも否定するなら、その人は不吉を知らせる警告に背を向けていることになる。あることを目撃すれば、当然さらなる調査が必要であり、その結果、それが本物で信頼できるものだとわかれば、わたしたちのその時点での常識が書き換わる可能性があるからだ。

とはいえ、意外な発見から自然をよりよく知るための道がときに拓けるとしても、だからといって意外な観察をすべて真に受け、すでに確立された理論やモデルを考えなしに放り出せばいいわけではない。こうした事例がもっと見つかり、その真偽を証明できて初めて、マインドサイトの証拠は背を向けられにくくなるのだろう。一方で、強力な証拠というのは信用できる証拠でもなければならないが、文献に出てくるマインドサイトの事例で、十分な裏づけが取れているもの（あるいはほかの証拠から裏づけを得たもの）は、いまのところ存在しない。終末期明晰について理解を深めるには、こうした事例の解明が欠かせず、わたしがマインドサイトについてここで触れたのも、その必要性を説明したかったからである。

学問分野として認められた臨死体験

今日の臨死体験の状況はそれとはかなり異なる。しかし、露骨な拒絶や邪推はなかったとはいえ、こちらも最初は似たような疑いの目を向けられた。そのためNDE研究の先駆者たちは、臨死体験は本物の現象であり、そもそもれっきとした研究対象であることを、ことあるごとに説かねばならなかった。それなりの数の人々——その大半は心停止か呼吸停止かその両方、すなわち臨床死の状態にあった——が、緊急治療室で一見昏睡状態で横たわりながら、豊かで複雑な、意味のある経験をしたのだということを。

ところがあまりに長いあいだ、臨死体験者はみずからのそうした体験を、虚偽記憶か精神力動的な（心が無意識のうちにおこなう）防衛機制か、そのほかの機能不全だと、でなければ彼ら自身の心が作り出した幻覚だと思い込まされていた。[3]

ときには、臨死体験など一から十まででっちあげで、証言者が口から出任せを言っているのだと批判も受けた。それはこの分野にかかわる研究者が、「科学の文脈から外れたことをしている」とか、「まともな科学研究ではなく宗教や精神世界に入れ込んでいる」などと非難されるのとまったく同じだった。

しかし、それから状況は変わった。その理由はなんといっても数字の力が大きい。複数の国際的調査によれば、臨死体験は、死の寸前まで行った患者群の最大一八パーセントで起きている。つまり、世界全体には数百万にのぼる臨死体験者がおり、それに比例する数の医療関係者や研究者が臨死体験の報告に直面していることになる。単なる作り話やでっちあげだと無視され、切り捨てられている事例は多少の数ではなさそうだ。

これを実感するには、臨死体験の研究者マリー・コックス゠チャプマンによる思考実験が役立つかもしれない。例として、ひとりの患者が、臨床死の最中に臨死体験をしたとあなたに告げたとする。これまでの人生が目の前に立ち現れ、それから「身体を抜け出し」、「この世のものとは思えない」ような、見たことがないほど美しい風景や色や光を目にしたのだと。するとあなたは、おそらく神妙に話を聞きつつも、この患者は精神科の専門医に診せるか、聖職者のところにでも連れていったほうがいいのでは、と内心考えるだろう。

けれども一〇〇人の、または一〇〇〇人の患者に、臨死体験をしたと打ち明けられたらどうだろう？　もう少し真面目に耳を傾けるのではないだろうか？　あるいは、数百万人の患者に同じ話をされたらどうだろうか[4]？　そうした証言を無視できなくなるときが来るはずだし、実際に一九七〇年代中盤以降、史上例を見ない数の患者が蘇生に成功している現実を考えると、臨死体験が本物の現象としてようやく認められ、ＮＤＥ研究が急成長する学問分野となり、医学、精神医学、心理学、社会学、神学、哲学など数々の専門誌に関連する論文が掲載されたのは、当然のなりゆきだったと言える。

そして今日、学術界で長らくニッチな周辺的話題だった臨死研究は、死と死にゆくことに関する心理学の中心的な研究テーマにのぼり詰めた――そう言っても過言ではないだろう。

第 12 章

死の間際の知覚

Perception at the
End of Life

臨死体験はいつ起きるのか

とはいえ実際には、すべての臨死体験が、客観的かつ生理学的な死の周辺で起きるわけではない。そのため、脳と人格性の領域特異的な関係を説くグレイソンの提案を吟味するのに、すべての臨死体験が同じように適しているとは限らない。臨死体験や臨死体験によく似た報告のなかには、患者自身は死の寸前まで行ったと考えていたものの、実際の症状は致命的でもなんでもなかったという例もある。自分がもうじき死ぬと主観的に考えることと、実際に死（臨床死であっても）に生理学的に近づくことには、大きな開きがあるのだ。

したがってここからの議論は、心停止か呼吸停止、あるいはその両方の心肺停止の最中に起きた臨死体験に限定されるだろう。そしてこのグループでさえ、グレイソンの提案を吟味するには、いくつかの条件を満たさねばならない。

まずは、その体験が心停止か呼吸停止、あるいは心肺停止の最中に起きたのであって、生理的機能や十分な酸素飽和度の回復後に起きたのではないことを確かめる必要がある。そうして初めて、脳が機能不全に陥っているあいだに明晰で複雑な意識上の経験をするという、終末期明晰と主要な——そして謎めいた——特徴が重なる現象と対峙できるのだ。

ちなみに終末期明晰の場合は、認知症を引き起こしたもともとの脳の病気が、また臨死体験の場合は、たとえば完全な心停止後わずか数秒のうちに脳の機能が事実上シャットダウンするということが、それぞれの現象の背景にある。

心拍が実際に止まるか、心室細動に至ると、脳内の血流と酸素摂取量がたちまちゼロに近くなり、基本的にはすぐ循環停止に陥る。そして心停止後、六秒から一〇秒以内に脳虚血を示す脳波の徴候（通常は速波の全般的な徐波化か消失をともなう）が検知され、一〇秒から二〇秒以内に等電位（平坦脳波）の状態に進む。要は、完全な心停止により、死の臨床的な三大徴候（心拍の停止、呼吸の停止、脳幹反射の停止）が急速に引き起こされるということであり、これは、死に至る過程についてわれわれが知るいちばんのモデルとなっている。[1]

つまり明らかに、心停止・呼吸停止中の臨死体験は、終末期明晰を理解する助けになりうるということだ。どちらの場合も、脳の活動が減退するなかで意識の明瞭さは弱まるよりもむしろ高まっており、それが死と死にゆくことに関係している。ただし、ひとつ問題がある。わたしたちは通常、臨死体験がいつ起きるのかを正確に把握しておらず、また把握することもできないのだ。蘇生した患者が自身の臨死体験について語って初めて、それが起きたことを知るのが通例だ（語られるのは数時間後か、あるいは蘇生から何日もたったあとというケースも多い）。だが、それが実際にいつ起きたのかとなると、体験者自身にも思い出せないことがよくある。彼らは、深く心を揺さぶられた経験や、息をのむほど美しく別世界のようだったその旅については語るかもしれない。一方で、日時の問題は彼らにとって最も些末なことらしく、話したくてもたいして話せないようなのだ。

体験者からすると、これは当然の話だろう。信じがたいまでに美しく、この世とは思えないような場所を垣間見たと思っているときに、いまが何時かなど気にする者はほとんどいない。それでもこの分野の研究者ならば、人々が語る物語や内面の世界を知っておきたいし、同時に単なる物語以上のデータも手にしたいと思う。

よって研究者からすると、臨死体験がいつ起きるかわからないというのは、大いに問題がある。その体験が蘇生後の回復段階に、つまりは基本的な生理学的機能が、とりわけ脳の機能がさほどダメージを受けていないときに起きたのではないと、どうしたらわかるのだろうか？　臨死体験をもう一羽の白いカラスだと考える前に、まずはそれが本当に起きることを確かめる必要がある。臨死体験の主観的な性質――なにしろこれはきわめて私的な、いうなれば「内的な」体験なのだ――から、この問題に関心をもつ研究者は、臨死体験をどうにか「客観的な」事象（および時間）と関連づけようとした。臨死体験に関する文献を見ると、そうした試みのほとんどが、原則として外的に検証できる（そして時間を特定できる）数少ない側面のひとつに着目していた。その側面とは、臨死体験者のかなりの割合が「自分の身体を抜け出して」、その状態のまま、周囲を視覚的に知覚していたと述べていたことである。

（略）臨死体験者の四八パーセントが、別の視点から自分の身体を見ていたと報告した。また彼らの多くは、事故現場や緊急治療室で医療スタッフが自分の蘇生を試みていたことなど、自分の身体の周辺で起きていた出来事も見ていたことを報告した。[2]

確かに、これは驚くべき主張である。だが、彼らが臨死体験中に「身体を抜け出した」のかどうかは、ひとまずは置いておこう。臨死体験中に起きたことを体験者本人が意識的に思い出せて、どの時点でそれが起きたのかを突き止められ、そこから臨死体験が実際に起きたおおよそのタイミングを推定できれば、本書の目的としては十分なのだから。

死の間際の知覚は正確なのか

こうした「体外離脱」中の視覚的な知覚の外的な検証は、現在に至るまでわずかしかなされていない。その数少ない検証者のひとりであるアメリカの心臓専門医マイクル・セイボムは、心停止を起こしてCPR（心肺蘇生法）を受けた臨死体験者のグループと、臨死体験を報告しなかった対照群（比較対照のための患者グループ）に、CPRの手順を外から眺めているように説明してもらった。すると、対照群の患者の大多数――なんと八七パーセント――が、最低一度は大きな説明の間違いをしたのに対し、臨死体験者のグループは一度も間違えなかった。セイボムはこう述べている。

このようなCPR中の的確な自己像幻視の報告は、もしかしたら、過去に入院したことのある患者の「有力な推測」にもとづいた「虚偽記憶」の証言ではないだろうか？　それを確かめるために、臨死体験者のグループと同様の背景をもつが、臨死体験には遭遇したことのない、CCU（冠状動脈疾患集中治療室）をよく知る二五人の患者に、治療室の隅に立つ傍観者の視点からCPRの蘇生場面を説明してもらった。ところが、彼らの説明にはあやふやな点が多かった。二五人のうちふたりは何も思い出せず、残る二三人のうち二〇人は、目立った物や出来事を説明するときにも大きな間違いを犯した。人工呼吸器を「口と口を付けておこなう人工呼吸」と言ったり、経口エアウェイを「アイスクリームの棒を大きくしたみたいな、喉に差し込む木製のへら」と表現してみたり、「背中を強く叩いて心臓をまた動かそうとした」「胸をはだけて、両手を心臓のあたりに置いてマッサージした」「胸部に装着されている、心臓のモニターにつながったケーブルを通じて電気ショックを与えた」などと説明したり、除細動(電気ショック)のときに患者の胸に当てるパドルが、「エアタンクにつながれて加圧されていた」とか「底面に吸着カップが付いていた」などと言ったりした。したがって臨死体験の証言の確かさに関しては、その出来事を直接目にしなかった患者の説明よりも、実際の目撃者の報告のほうに明らかに軍配が上がるようだ。[3]

一方、臨死体験者のなかには、蘇生中に起きた予期せぬ風変わりな出来事について、次のように正確で細かな情報を寄せた者もいた。

体外離脱中に自身の蘇生場面を「見た」と主張したのは、六人だった。以下は、その六人による具体的な状況の説明である。（1）酸素マスクの装着（「その前にも酸素は送られていましたが……そう、あの細い鼻管からです……彼らはそれを抜いて、口と鼻を覆うフェイスマスクをわたしに着けました」）。（2）胸部叩打《こうだ》、体外心臓マッサージ、エアウェイ挿入（「わたしの胸の真ん中を叩いたあと、心臓のあたりをぐいぐい押していました……人口呼吸をするときみたいに。それからプラスチックの管を、オイル缶の注ぎ口に差すノズルに似たものですが、それをわたしの口に押し込みました」）。（3）除細動パドル（「いや、櫂《パドル》というか……見た目は取っ手のついた円盤でしたね」）。（4）除細動パドルへのペーストの塗布（「潤滑剤のようなものをパッドに塗っていました」）。（5）パドルの位置調整（「パッドの片方を少し上に……もう片方を下のほうに置きました」）。（6）除細動器の充電（「固定された針を動かすと、それが静止している合間にもうひとつの針が上がっていったと思います」）。（7）除細動の実行（「ちょっと電圧が強すぎたんじゃないでしょうか。わたしの身体、台から六〇センチくらい跳ね上がりましたから」）。（8）心腔内薬剤注入（「わたしに針を刺して……こんなふうに胸に押し込んでいました」）。（9）瞳孔反射と頸動脈波の確認（「まぶたをめくって目の位置を確かめていたような……それから、首の脈が通っているあたりを触っていました」）。（10）鎖骨下静脈カテーテルの挿入（「ドクターBが来て、左に刺すと決めました……いえ、脇の下じゃなくて、この横あたりに」）。（11）大腿動脈および橈骨《とうこつ》動脈からの血液ガス採取（「脚の付け根あたりにまずひと刺しして」）（「小さな針をわたしの手に刺していました。血液ガスがなんとか、と言っていた気がします」）。のちに診療記録とCPRの手順に照らし合わせたところ、これらの説明は驚くほど正確であることがわかった。こうしたことを蘇生中にその場にいた関係者が話していたとは思えず、ましてや重篤な心停止の患者が観察していたとは考えにくい。[4]

さらにある患者は、自分の家族三人が予定外に病院にやってきたのを、心停止中に「見た」と報告している。この男性の報告が正しかったことは、家族への個別のインタビューでのちに確認された。[5]

イギリスの死生学者ペニー・サルトーリは、心停止から蘇生した患者を対象とした五年間の研究で、セイボムの研究成果を再検証した。サルトーリも、臨死体験者が自身の蘇生を正確に描写した一方で、対照群にはそれができなかったことを立証し、[6]臨死体験が蘇生後のどこかの時点ではなく蘇生のまさに最中に起きていたことや、臨死体験中に自身の周囲で起きていたことを、被験者がなんらかの方法で「見ていた」か、知覚できていたことも明らかにした。こうした少数の研究のほかにも、臨死体験中の適合的知覚（訳注：その場にいないと知りえないような事実を、意識がないはずの人が正確に知覚していること）に関する個別の事例は山のようにあり、臨死体験に関連する文献や学会でたびたび報告されている。このような物語もまた、臨死体験者の少なくとも一部が、臨床死のあとではなく最中に、視覚などの知覚を一時的に得ているという考えを支えているようだ。その一例を挙げよう。

アル・サリヴァンという患者は、一九九八年の冠動脈四枝バイパス術中に体外離脱し、進行中の自身の手術を見たと報告した。その際、執刀医のひとりが「飛び立とうとするかのように両腕をひらひらさせていた」のを目にしたという。この手術の執刀医と心臓専門医はいずれも、執刀医が手術中にこうした見慣れない動きをしていたことを認めた。執刀医によると、手術前に手を洗ったあと、実際の手術が始まるまでにうっかり何かを触ってしまわないようその動きをしていたらしく、普段は両手を胸（つまりは滅菌された手術着）に当て、手術室のスタッフには肘で指示を出すとのことだった。また心臓専門医は、ミスター・サリヴァンが手術後に意識を回復してまもなく、この謎の行動について彼に語っていたことを認めた。[7]

アメリカの研究者ジャニス・ホールデンは、臨死体験中の同様の報告で、立証の見込みがある知覚の事例を九三例、さらに調査した。そのうちの約四三パーセントは、客観的な証言者による裏づけが取れ、別の四三パーセントは、客観的な証言者はいたものの、その人に連絡してさらなる確証を得ることはできなかった。残りの一四パーセントは、臨死体験中の知覚を立証できる証言者がいなかった。また、客観的な証言者による裏づけが取れた事例のじつに八八パーセントが完全に正確で、一〇パーセントにいくらかの(たいていは小さな)瑕疵《かし》があり、二パーセントだけが完全に間違っていた。[8]

しかし、意外に聞こえるかもしれないが、これらのデータの質は、先述のセイボムやサルトーリの研究データのそれよりも劣るのだ。問題はここでも同じだった。個人の事例報告では、患者と、その発言を裏づける情報提供者の双方の記憶に誤りがある可能性がある。とりわけ、証言者として聞き取りを受ける人々(そのほとんどは臨死体験者の家族)が、聞き取りのおこなわれるずっと前から家族内でそのことについてやりとりしており、臨死体験から聞き取りまでかなりの時間がたっている場合にその傾向が強かった。

それに加えて、いかにも人間らしい事情もあった。仲間うちでその話を語り合ったり、同じ話を何度も語ったりしているうちに、話に尾ひれがついてしまうのだ。そうした驚くべき「体外離脱」の物語は興味を引くし、その多くは感動的でもある。それらは死の間際や瞬間に何か奇跡的なことが、美しくて心温まることが、さらにほとんどの臨死体験者が高い確率で経験している、このうえなく神聖で実存的で心安らぐことが起きる証拠を示しているように見えるのだ。

そしてわたしたち傍観者は、このような分かち合われた物語を求め、喜んで味わう。わたしたちの社会や文化や世界観は、その分かち合われた物語がわたしたちの社会や文化や世界観によって形作られているのと同じくらい、物語によって形作られている。わたしたちは、そうしたナラティブの力を借りて生き、そこから学びを得ている。ただしそのナラティブは、必ずしも事実や出来事をそのまま語っているわけではない。それらは、あるときは寓話的で、あるときは訓話のようで、また別のときは、臨死体験者が経験したことの正確な報告であったりする。そうした臨死体験の主観的な性質や、しばしば超常的な領域に及ぶその内容（ライフレビュー〈訳注：人生のすべての瞬間がパノラマのように目の前に再現されること〉、「魂の旅」、異次元の世界や存在との遭遇）を考えると、どれがどのタイプのナラティブかを部外者が見きわめるのはかなり難しい。物語自体は大差がないことがほとんどだからだ。

このように、臨死体験中の適合的知覚に関する報告にはさまざまなものがあるが、このなかで第三者による検証や照合に耐えうる報告とはおそらく別に、ほかのあらゆる語りよりも少しだけ刺激的で、少しだけドラマチックな、また見たところ少しだけ説得力の高い物語が、少なくとも一種類あるようだ。そして次の記憶の研究が示しているように、それはあいにく、少しだけ真実性が低い。

出来事をどう語り直すかは、聞き手と語り直す目的による。たとえば法廷で証言したり、警察官に証拠を提供したりするときには、人はできるだけ正確であろうとするものだ。一方、友人に何かの逸話を披露するときには、正確さよりもむしろ聞き手を楽しませるほうに力を入れる。この場合、語り手はある種の細部を省いたり、誇張したり、別の細部を付け加えたりして、話をもっとおもしろくしようとするかもしれない。語り直しの行為は創造的で建設的なプロセスであり、最終的にそれがどんな話になるかは、語り手がどの視点を採用するかによって決まる。善きにつけ悪しきにつけ、この視点次第で、語り直す者がのちに（ときに誤って）思い出すことが変わりうるのだ。[9]

こうした刺激的で臨場感あふれる臨死体験の話を、わたしも一度ならず耳にしたことがある。あるとき、半分ほど聞いたところでなんとなく既知感を覚えた。その話をすでに知っていることに気づいたのだ。実際、その前の年に、わたしは同じ話を聞いていた。もっとも最初に聞いたときは、もう少し地味で事実に沿った内容だったのだが……。

これはいかにも人間らしい、そして想像するに難くない展開だろう。おもしろい話を語りたい、そして聞きたいと思うのはだれもが願うところだし、とりわけ現代の西洋社会に、頼りにできる魅力的な死のナラティブが少ないことを思うとなおさらだ。わたし自身も、おそらくわたしの研究仲間の多くも、こうした話は楽しく拝聴する。それを語る人と同じくらいに。ただそうしたところで、その話の証拠としての価値を高める助けにはならない。

装飾された、つまり尾ひれがついた臨死体験のナラティブについては、言いたいことがまだたくさんある。なかでもわたしが危惧しているのは、ほかのほとんどの臨死体験者は注目など浴びておらず、求めてもいないなか、臨死体験を熱狂的に支持する一部の界隈で、ある種のナラティブが過剰なほどの注目を集めていることだ。臨死体験に傾倒する人々のあいだでは、その体験によって特別な精神的権威でも授かったかのように、個々の臨死体験者が預言者さながらの地位に祭り上げられるということが繰り返し起きている。[10]

だが、どうしてそうなるのだろうか？　わたしたちはみな、いずれ死ぬ。その死は自分だけの個人的なもので、わたしの死の体験にあなたが知るべき特別な教訓があるとは思えず、あなたの死がわたしに特別なことを教えてくれるとも思わない。だから、いったいどんな理由があって一部の臨死体験者にそんな特別な地位が与えられているのか、よくわからないのだ。その個々の体験がもつ特別な性質（またはその語り手）のためか、あるいは、人の注意を引きつける戦略や効果的なマーケティングなど、もっと世俗的な理由によるのか。いずれにせよ、あちらこちらで少しだけ装飾され、少しだけもっともらしさを増し、少しだけおもしろくなり、スパイスを振りかけられ、不幸にも少しだけ正確でなくなった物語が、人々のニーズやマーケットを満たしている傾向はあり、だからこそわたしたちは、個別の物語ではなく、セイボムやサルトーリが手がけたような体系的な研究を頼りにする必要がある。だからこそ、そうした研究がもっともっと必要なのだ。

「死んでいたときは天才だった」

ここで、人間の意識ある心と自己が、死とその間際の境界条件や極限的な条件のもとで、機能不全の脳を超えて「生きながらえる」ことは可能なのかどうか、という問いに戻ろう。この問いに確かに関連しており、かつ証言の誤りがより少ないと思われる臨死体験の別の側面がある。それは、臨死体験中に人々が何を経験し、知覚したと主張しているのかではなく、彼らがそもそも何かを経験しているのか、もし経験しているなら、どんなふうに経験しているのか、ということである。

なぜその側面が重要かというと、それがまさしく問いの核心に触れているからだ。先述のブルース・グレイソンも示していたような、人間の精神活動で一般に見られる無傷の脳機能への依存が、死とその直前の極限条件下でどうにかして「緩む」という考えのさらなるヒントが、ここを深掘りすれば見つかるのではないだろうか？　自己性や人格性、また意識的な経験や思考や記憶が、死に近づいたときにだけでも、それらに必須の神経学的基礎なしに機能することはありえないのだろうか？　臨死体験者にそうした問いを向ければ、おそらく肯定的な答えが返ってくるだろう。それればかりか、致死的な危機に瀕していたときに意識が明瞭になり、かつてないほどクリアに論理的に速く考えられたという報告もよく見聞きする。また、きわめて強烈で鮮明なイメージを見たと語る臨死体験者も少なくない。だから矛盾して聞こえるだろうが、わがチームの調査対象者の言葉を借りれば、「死んでいたときは天才だった」ということになるのだ。

具体的な数字を挙げよう。数百人の臨死体験者を対象にした調査から、体験者のじつに八〇パーセントが、臨死体験中の思考は「普段より明晰だった」（四五パーセント）か「普段と同じくらい明晰だった」（三五パーセント）と述べていることがわかった。また六五パーセントが、臨死体験中の思考は「普段と同じくらい論理的だった」（三六パーセント）か「普段より論理的だった」（二九パーセント）と振り返っていた。[11] さらに、臨死体験中に複雑な思考やイメージ（心像）を抱いたと報告した臨死体験者は、そうでない体験者よりも、明らかに死に近づいた割合が多かった。[12] つまり、精神と認知の神経生物学的なモデルとは対照的に、生理的な危機が深まれば深まるほど、臨死体験者が複雑な認知活動を経験する（あるいは経験したと報告する）可能性も高まることがわかったのだ。

第 13 章

死の間際の
心と記憶と視覚

Mind, Memory, and
Vision near Death

死の淵で人は何を考え、何を見るのか

わたしが学生たちや終末期明晰の最初の非公式な研究グループとパイロット調査をおこなうと決めて質問票を送ったとき、十分な数の事例報告が集まるまでかなり待たされることを覚悟していた。と同時に、はやる気持ちがあったのも確かだった。何か思いがけない現象に、哲学的にも実存的にも、ひょっとしたら精神的にも意義深い現象に出会えるかもしれないという期待から、報告が届くのが待ちきれなかったのだ（もっとも以前述べたように、事例報告はその翌日から予想をはるかに超える数が届きはじめたのだが）。

そんなわけで、わたしたちはある日の研究ミーティング中に、パイロット調査の予想される待ち時間を埋めるべく、並行して研究できる同様の現象について考えてみた。そのなかで挙がったのが、認知症のような神経に問題がある慢性疾患ではないものの、やはり深刻な健康危機に陥っており、通常の脳の機能が阻害されていると思われる人々の明晰さと視覚能力を調査するというアイデアだった。ブルース・グレイソンの提案に妥当性があるなら、つまり、心の脳機能への強い依存が死の直前に「緩む」可能性があるなら、臨死体験などの死と関連するほかの状態でも似た現象が見つかるはずだと考えたのである。

さっそくいくつかの科学データベースを調べたところ、意外なことがわかった。臨死中に思考の明晰さが高まり、視覚的イメージがより鮮やかになったとする臨死体験者の数々の主張をどう捉えるかという問題を扱った研究がとても少なかったのだ。そこでわたしたちは、待ち時間を使ってまさにこの問題を調査してみることにした。その後まもなく、終末期明晰のデータに加えて、死の間際の認知能力や視覚的イメージのデータにも圧倒されることになろうとは、そのときには思いもしなかった。

この研究[1]を始めるにあたり、わたしのチームはまず、NDE発生時の医療状況の具体的な情報を含む複数のデータベースから、六五三例のNDEの報告を抜き出して調べた。これらの報告に共通していたのは、臨死体験者がいずれも心停止か呼吸停止、あるいは心肺停止と診断されていたこと、また、視覚的な知覚やイメージ(あるいはその両方)やより高度な思考に対する、明白で自発的な言及が最低ひとつは含まれていることだった。たとえば、「三メートルほど上から車がぺしゃんこになっているのを見ました」「子どもたちのことが頭に浮かびました。わたしがいなくなったらあの子たちはどうなるのでしょうか?」といった証言だ。

次に、これらの証言を、簡単な採点システムに従って評価した。評価の基準となったのは、体験者が心停止か呼吸停止、あるいは心肺停止の最中に、視覚能力もしくは認知能力

（またはその両方）になんらかの変化があったと報告していたかどうかだ。視覚的な知覚やイメージ、意識の明瞭さ、知的活動にかかわるすべての言及が、マイナス2点からプラス2点のスケールで採点された。具体的には、マイナス2点（日常の典型的な一日に比べて、視力か認知能力がやや弱まっていた）、0点（日常の典型的な一日に比べて、視力にも認知能力にも目立った違いがなかった）、プラス1点（日常の典型的な一日に比べて、視力か認知能力がやや高まっていた）、プラス2点（日常の典型的な一日に比べて、視力か認知能力がかなり高まっていた）である。

見たことや考えたことに言及してはいるが、臨死体験中の視覚や思考の質がわかる付加的な記述や直接的・間接的な情報を含まず、普段の覚醒状態との違いがはっきりしなかった場合は、0点と採点された。また、複数の評価者が採点する研究ではよくやることだが、評価者の採点傾向によらず報告の内容そのものが正しく反映されるように数回の試験的な評価をおこない、評価者間の採点のぶれが許容範囲内であることを確認した。そうして調査した視覚能力と認知能力のそれぞれの採点例は、次のとおりだ。

調査結果

六五三人の全調査対象者のうち、年齢と性別に関する人口統計学的情報が得られたのは、四八九人だけだった。対象者の年齢は一八歳から七四歳（平均年齢は五四歳）で、六三パーセントが女性だった。臨死体験のきっかけとなった症状や出来事は多岐にわたり、たとえば、詳しい記載がない臨床死、手術の合併症、臓器不全、頭部外傷、自殺未遂、アナフィラキシーショック、溺水《できすい》やスキューバダイビング中の事故、交通事故などがあった。

それらの大多数——五〇四例、すなわち七七パーセント——は突発的に起きたもので、対象者は致死的な慢性病を患っていなかった。残りの二三パーセントの対象者は、突発的ではない身体的不調を抱えていたか、体調がいつ急変してもおかしくない健康状態にあり、その両方という場合もあった。

死の間際の視覚

臨死体験中の視覚的イメージについては、六五三例の全サンプル中の四一例、すなわち六パーセントだけが明確な言及を含んでおらず、代わりに臨死体験中に得た感情や考えや精神的な気づきを主に語っていた。よって、この四一例は視覚にかかわる採点からは省かれ、それ以外の六一二例のサンプルに含まれる大量の視覚的イメージが採点対象となった。

こうした六一二例の報告のうち、半数よりやや少ない二五二例（四一パーセント）は、0点と採点された。対象者が見え方に関する体験に言及しておらず、普段と比べて視覚の質に変化があったのかどうかわからなかったからだ。これはとりたてて変わった話ではないようだが、こう考えてみてほしい。この臨死体験者たちは、心停止あるいは呼吸停止中で意識不明の状態にあり、死の一歩手前まで近づいていながら、そうなる前と変わらず普段どおりに「見えた」のだ。

父と義母が心配そうな顔で「どうして？」と言いたげにしているのが見えましたが、わたしの声は向こうには聞こえていないようでした。

＊

死んでいるなんて普通ではないのに、ごく普通のことのように感じられました。唯一普通と違ったのは、「コード・ブルー」（訳注：患者の容体が急変したことを知らせる医療用語）と叫ぶドクターの声がして、それが自分（というか、自分の身体）のことだと気づくのにしばらくかかったことでした。

＊

心臓発作を起こした直後だというのに、心は冷静そのもので、すべてがまったく普通に自然に感じられた。わたしはわたし、だった。ただ、身体は「わたし」ではなかった。わたしはまわりを見渡すと、こう思った。「この病室、なんだかやけに寒くて殺風景だな」

六一二例のサンプルのうち、約一〇分の一（七三例、すなわち一二パーセント）が、臨死体験中の少なくともある時点で視力が弱まったことを示唆していた。だが興味深いことに、そのうちの大多数（八四パーセント）の臨死体験者は、そうなったのは自分の視力が低下したか失われたからではなく、むしろまわりの状況に原因があったと考えていた。

目が見えませんでした。まわりが真っ暗だったからです。

真っ暗闇で何も見えませんでした。

＊

とても暗くて、遠くに影のようなものがいくつか見えるだけでした。ただ、それがだれかはわかりませんでした。

＊

そのほか、視力が一時的に弱まったと報告した人々の大多数が、臨死体験が進むにつれて、普段の視力が戻ったか、視覚的イメージが顕著に鮮やかになったとのちに語っていた。たとえば、鮮烈な光景のようなものを視覚的に体験したり、亡くなった身内や人間ではない存在や光などのビジョンに遭遇したりしていた。

わたしは温かな暗闇のなかにいました。何もなく、無だけがそこにありました。怖くはなかったけれど、完全な暗闇で、包まれるような温もりを感じました。ややあって、闇を貫く細い光の筋が一本見え、それから二本、数十本と増えて、気づくとわたしはマルチカラーの光線のシャワーのなかにいました。

あんなにものすごい光景を見たのは初めてです。「見た」というより、そのなかで「生きていた」と言ったほうが近いかもしれません。

＊

最初は何も見えませんでした。真っ暗だったからです。でも、怖さは感じませんでした……それは、わたしが「見た」なかで最も美しい黒でした。それから急に、だれかが電気のスイッチを入れたみたいにぱっと明るくなりました。その光のすごさと言ったら！　温かくて、安らかで、胸がぎゅっと締めつけられるような美しい光を、わたしは目ではなく心で見ました。あの光をまた見たい、そう毎日願っています。

残りの二八七例の半数近く（四七パーセント）は、臨死体験中に視力がやや高まった（一四九例、二四パーセント）か、かなり高まった（一三九例、二三パーセント）と報告していた。

＊

もう眼鏡はいらないですね！　眼鏡なしでも完璧に見えたんですから。

わたしは起き上がり、すべてがはっきり見えることに感動を覚えた。それまでも眼鏡やコンタクトレンズは使っていたが、部屋のなかが隅々までくっきりと見え、色がじつに鮮やかに見えるのに驚いた。そして、わたしを囲むすべてのものからエネルギーを感じた。本や机、家具がみなほんのりと光を放っているかのようだった。また、そう気づいたのとほぼ同時に、周囲が三六〇度見えることにも気づいた。首を回さなくても、ちらっと目をやるだけで見えるのだ。背後にはわたしの身体が横たわっており、そのときわたしは、自分は死んだのだと悟った。

＊

まわりにあるものがはっきり見えました。普段のわたしであれば、眼鏡がなければどうやっても無理なことです。色もすごくて、地球上のどんな色よりもずっと鮮烈でした。

＊

自分は強度の近視ですが、手術前に眼鏡は外されていました。それなのに、病院のあちこちにあるものが、まるで眼鏡をかけているようにくっきりと見えたのです。「あちら側」にいたときには、これまでにないほど色が鮮やかに見え、遠くまで見通せました。

＊

いわゆる辞書的な意味での「見える」とは、まったく違いました。目の前のものがそっくりそのまま、完全な形で「見える」のです。そのイメージは大いなる振動を通じてわたしの知覚内で作られ、すべてのエネルギーが異なる周波数を通じてそれ自体を表現していました。光を通じて思考がわたしのなかに送り込まれ、それからイメージが、目に届く前に心のなかで、まるで見えているかのように形作られていました。

＊

わたしは視力が良いほうではなく、あの素晴らしい体験の前もあともそれは変わらないのですが、あの体験のあいだは驚くほどよく見えました。病院の壁の細かいひび割れがすべて見え、窓の隅にいる極小のクモやハエも見えました。それは本当に、本当に美しい光景でした！　生命の網というか、すべての生きとし生けるものが深くつながり合っているのです。そうした小さな生きものたちの内側やまわりで命が輝き、光がきらめいているのが見えました。

病院の庭に木が見えましたが、そばに「近寄らなくても」、葉っぱの一枚一枚やその構造や葉脈が見えました。それから、石も見えました。よくある敷石だったと思いますが、そのすべての細部が、その肌理《きめ》が、その圧倒的な美しさが見て取れたのです。こうしたすべてが自分の病室から、庭に一センチも近寄らずに見えたのですから……それは、身体から抜け出していたあいだの、夢のようなひとときでした。

＊

とにかく見え方がまったく違いました。「見る」というより、「感じる」のに近い感覚でした。なにしろ、緊急治療室のあらゆる細部をいっぺんに知覚して理解できたのです！　それはたとえるなら、四次元の視覚でした。色と明晰さと物質と振動の次元が新たに加わったような、そんな感じの見え方でした。

死の間際の思考

臨死体験中の意識の明瞭さと認知能力にかかわる問いについては、六五三例の全サンプルのうち、約三分の一（二二六例、三五パーセント）が、周囲の状況をどう理解していたかなどの体験中の認知プロセスに関する明確な言及を含んでいなかった。よって、この二二六例は採点対象外とされた。一方で、これらの報告の大多数（二二六例中一九一例、すなわち「認知能力に言及しなかった」事例の約八五パーセント）は、認知活動が高まりはしなかったものの、普段と少なくとも同程度であったことがうかがえる複雑な内容への言及を含んでいた。

確かにとても美しい光景でしたが、子どもたちと離れたくないという思いも切実でした。まだあんなに幼いのに、あの子たちを残して逝くなんて、あまりに耐えがたいことに思えたのです。

わたしは大丈夫だよと、夫や母にどうにかして伝えたいと思っていました。

*

残る三分の二（四二七例）の報告は、意識の明瞭さと知的活動について明らかな言及があり、採点計画に従ってその四二七例だけが採点された。そうした事例報告のうち、意識の明瞭さと知的活動に明らかな減退が見られた調査対象者がひとりだけいた。

そのときは、半分眠っているような感じでした。体外離脱中に何度か「目覚めた」のですが、生き延びるのはいかにも大変そうで、それほどやりがいがあるようにも思えなかったので、そのたびにまた気まぐれな半覚半眠といった感じの状態に戻りました。

また、わずか三パーセント（一三例）が、意識は明瞭だったものの、思考力に減退の兆しらしきものを感じたと報告していた。

意識はあり、はっきり目覚めていたが、同時にとてもリラックスしていた。思考は妙にねっとりとした感じで、遅かった。

このきれいで温かな黄色っぽい光をただ見ていたい、と思いました。それだけです。病院での悲しくつらい数週間を経て、ようやく「生」を（死を？）ただ見て、味わっていたのです。

＊

心は安らかで、なんでも受け入れられそうだった。自分自身はまったくのがらんどうだったが、それは良い意味での、どこか高揚感を覚える空っぽさだった。「ついにわが家に着いた」——そう呪文のように何度も繰り返した。わたしのなかでは、たいしたことは起きていなかった。すべてはわたしの外で起きており、それをただひたすら幸せな気分で眺めていた。

＊

その旅は夢のようでした。実際には夢ではなく、ものすごく強烈な感覚があったのですが。それでも、夢のように感じました。

＊

学生時代にＬＳＤをやったときのことを思い出しました。つまり、ぶっ飛ぶような体験だったわけです。

二六二人の調査対象者（臨死体験中の認知能力が採点可能なサンプルの六一パーセント）は、自分自身や周囲の様子や思考を認識していたことに言及していたが、それ以上の状況がわかる形容詞は使っておらず、採点の範囲内では、意識の明瞭さと知的活動に減退も高まりも見られなかった（要するに、0点――変化なし――と採点された）。

自分がそこにいて、目が覚めていることにびっくりしました！　これは自分が死んだということなのか、それとも医師に与えられた薬のせいでそうなっているのか悩みました。

残りの一五一人（採点可能なグループの三五パーセント）は、覚醒感や意識の明瞭さや思考の明晰さがやや高まった（七〇人、一六パーセント）か、かなり高まった（八一人、一九パーセント）と報告していた。

意識はきわめてはっきりしており、自分が確かにここにいて、頭が冴えて集中している感じがあった。いま思うと、生きていたときは半分眠っていたようなもので、死を宣言されてからのほうが完全に覚醒していた。

*

頭が澄みわたり、きびきびと迷いなく考えられました。解放感がとにかく大きくて、身体から抜け出せたことに深い満足を覚えていました。まわりのすべてと、何か説明できない方法でつながっている感じがしました。まるで自分の頭の回転が速くなったような、でなければ時間の流れがとてもゆっくりになったような、そんな感覚でした。

*

そのあいだ、自分の人生に起きたあらゆることを思い出していました。誕生からあの事故の瞬間までのあらゆることを、細部に至るまできわめて正確に。知り合いのことも、一、二度会っただけの人々を含めて全員思い出しました。重要なこともそうでないことも、自分が一歳にもならなかったころのことも、すべての出来事をつぶさに思い出したのです。

そうしたイメージが目の前を横切っていき、わたしはそれを、十五分の短編映画を観るかのように眺めていました。車から抜け出したときには、完全に意識がありました。身体は車内にありましたが、わたし自身がそこにいる感じはなく、自分が存在しているのかいないのか、なんとも表しがたい感覚に包まれていました。

*

事故現場で意識を失っているあいだ、わたしはその上空に浮かびながら、すべての光景を見下ろしていました。木に衝突した車が見え、救急車が見え、近所の野次馬や停車中の車が見えました。わたしに危険はなく、痛みもありませんでした。頭はどこまでも冷静で、自分の下で起きていることを完璧に把握していました。不快感も、批判めいた気持ちも不安もありませんでした。わたしの魂はわたしの身体を離れ、高次の意識状態にありました。皮肉にも、身体は「意識不明」の状態にありながら、魂は身体と心が合わさったよりもはっきり覚醒していました。

＊

彼らはわたしを救急車に乗せて出発しました。夫はその後ろを車でついてきました。あとで聞いたところ、夫は運転しながらぼろぼろ泣いており、どうやってついていったのかまるで覚えていないとのことでした。わたしは救急車のなかで意識を失いかけていましたが、力を振り絞ってどうにか「持ちこたえて」いました。それでも意識はどんどん遠のいていき、次に気づいたときには痛みが消えていました。意識を失う前よりも覚醒した感じがあり、かつてないほど頭が冴えてエネルギーに満ちあふれていました。

＊

意識は普段よりはっきりしていました。普段よりずっとはっきりしていて、頭まで賢くなっていたのです！　「まだ死にたくない！」とイエスさまに文句を言ったのは、ちょっと小賢しすぎたかもしれませんが。心も身体もずいぶんと楽になっていました。

＊

上に浮かんでいるあいだ、これまでにないような意識の冴えと覚醒感を覚えた。

＊

普段より意識がはっきりしていました。あれはたぶん、死んだ瞬間に天上人の存在に触れて、明晰さを得たからではないかと思います。それ以外のときは、普段の自分と同じくらいの明瞭さでした。

＊

思考と感情の両面で広がりを感じました。頭と心のどちらかが、というのではなく、どちらも高いレベルで機能していました。普段の生活では経験したことがないようなレベルです。それから、すべてを思い出しました。人生のすべての日を、すべての会話を、これまでに読んだ本のすべての単語（！）を。

わたしは濫読家ですが、このような体験への備えを説いた本は読んだことがありません。二〇年か三〇年前に読んだきり、忘れていた詩を思い出したのですが、あとで確かめると正確に思い出せていました。宇宙のどこかに第二の記憶の貯蔵庫があって、あのときのわたしは、そこになんの苦労もなくアクセスしていたのだと思います。わたしは完全に明晰で、完全に目覚めていて、完全に冷静でした。

＊

知識を授けられました。いつもより冴えた感じがしたのは、そのせいではないかと思います。それはパソコンの外付けメモリのようなもので、そこからわたしの全人生と家族の情報がわたしのなかにダウンロードされたのです。そうして得た知識には、ありとあらゆることへの答えがありました。その意味では、わたしは「悟りを啓《ひら》いた」と言えるのかもしれません。

＊

光のなかに入っていったとき、とても興味深いことに気づきました。普段の、つまり以前のわたしがこんな状況に遭遇したらパニックになるはずなのに、そうなっていないことに気づいたのです。でも、いまならその奥深さを理解できます。あのときのわたしは、思考と感情が新たなレベルに引き上げられており、だからあの光に遭遇しても完全には圧倒されなかったのです。思考の速度が上がり、感情は複雑さと細やかさを増し、総じてとても明晰な状態でした。

わたしは、聖書の言う「新しい創造」（訳注：新約聖書「ガラテヤの信徒への手紙」の一節で、信仰により人がキリスト者として覚醒すること)や、ライトボディ(訳注:人体を取り巻く目に見えないエネルギー体で、これが覚醒すると脳の眠っていた部分が目覚めると言われる)のことを思いました。光の身体《ライトボディ》というより、光の心といったほうが近い感じでしたが。

意識は明瞭で、研ぎ澄まされ、クリアで集中していました。思考は普段よりもずっと速くて論理的でした。高精度の複雑な機械が膨大な量のデータを処理して答えを吐き出している感じ、と言ったらいいでしょうか。脳がスーパーコンピュータに変わったかのようでした。むちゃくちゃに聞こえるかもしれませんが、死んでいたときのわたしは天才でした。そして、死んだあの日ほど目覚めていたときはなかったのです。ほら、むちゃくちゃでしょう?

*

以上、脳と心のもうひとつの極限状況(心停止か呼吸停止、あるいは心肺停止のいずれかをともなう臨死状態)に関するこの調査の結果をまとめると、わたしのチームはまず、調査対象者のかなりの数が、臨死体験中に視覚的イメージが普段どおりかそれ以上に鮮明になったことをみずから報告したとする考えを裏づけるさらなる証拠を発見した。

次に、調査対象者の大多数が、臨死体験中に、意識の明瞭さや記憶力や論理的思考が普段どおりかそれ以上に高まったと述べていることを見出した。一方で外部の観察者は、こうした患者たちは意識がなく、たいがいは死に瀕していると考えていた。

したがって、この調査の結果は、わたしのチームが終末期明晰で突き止めたこと——死が近づいて脳機能が低下したタイミングに認知機能と精神機能が高まる——とうまく合致し、もっと広い意味では、脳と心の関係の境界ないし極限条件下では心を脳の機能に帰する唯物論はもはや成り立たない、という考えにも合致する。あるいは、表面上はそう見えるのだ。

第 14 章

臨死体験と
終末期明晰を
関連づける

Relating the NDE
and TL

TLとNDEの共通点と相違点

前章の調査と報告を踏まえて、死とその間際におけるわたしたちの心——つまりはわたしたち自身——の運命についてわかっていることとわからないことを、ここで簡単に振り返って整理してみよう。わたしたちはいまや、終末期明晰を目撃した人々の報告を手にしている。そうした報告をなかったことにはしがたく、しかもその数は着々と増えている。さらにわたしたちは、臨死体験中の、終末期明晰と似た認知能力と視覚能力の高まりを裏づける証拠と見られるものも手にしている。

しかし、この証拠を評価するとなると、ひとつの疑問が残る。その証拠は、脳の機能不全時に——少なくとも死の直前に——意識ある自己と心がなんらかの方法で「生きながらえる」、つまり機能し続けられることを本当に示しているのか、という疑問だ。わたしたちが見つけたのは白いカラスなのか、それとも単なる逸話や記憶の誤りなのだろうか？

このあとすぐ見るように、この疑問はわたしたちを終末期明晰に引き戻す。なぜなら、複雑であいまいな事例や発見を理解しようとするときにはよくあることだが、ある概念に対してその事例が成り立つかどうかを決めるのは、単に個別の証拠だけではなく、複数の状況証拠が互いを裏づけ合っていることも重要だからだ。点と点を結ぶには、すなわち、いくつかの事実や手がかりをもとに物事の全容を明らかにするには、そうした状況証拠が複数必要になる。ひとつでは足りないのだ。

そのためには、個々のデータの潜在的な弱点を見つけて分析することが、たいていは解決の良い糸口になる。そうすれば、いまある証拠を誠実に偏りなく評価できるのはもちろんのこと、ほかの発見によってその弱点が補われたり強化されたりしていないかを調べるための勘所も見えてくる。弱点といえば、わたしのチームが手がけた臨死体験の調査には、ふたつの大きな弱点がある。(a) 臨死体験が医学的な危機の最中のどのタイミングで起きるのかがいまだにはっきりしないこと(これについてはすぐに論じる)、(b) あらゆる個人的な体験がそうであるように、臨死体験もきわめて主観的な体験であること。

言い換えれば、この調査結果(または、臨死体験中の認知能力と視覚能力の高まりに関する同様の主張)の証拠としての価値は、調査者が回答者の言葉をどれだけ信用するつもりがあるのかという、その問いに大きく左右されるのだ。彼らが得た視覚的な印象は、健康なときの彼らの普段の状態よりも本当に鮮明で強烈で生々しかったのか？　意識は本当にかつてないほど明瞭で、思考はより論理的で、理解はより速くて、記憶はより正確だったのか？

このように幅広い意味合いが考えられるからこそ、この点をもっと詳しく批判的に調べて、たとえば人の認知機能や意識の状態を自己評価することの限界について考える必要がある。残念ながら、人間がみずからの認知状態を判断するのがそれほどうまくないことを示唆する研究はごまんとある。その理由を説明するのは簡単だ。自分自身の認知状態を判断するというのは、それ自体がかなりの自己認識と認知能力を要する、高度な認知的操作だからである。[1] たとえば、酔っ払いに頭がまともに働いているかどうかを尋ねたら、大丈夫、何も問題ないと答えるはずだ。機械は操作できる、車の運転もできる、複雑な問題だって理解できる、自分にはその能力も自信も十分あるからご心配なく、と。

しかし実際の動きを見たら、あなたは即座にその酔っ払いを運転席や機械の前からどかし、会話をもっと複雑ではない方向にそらすだろう。だとしたら、普段の状態よりも明晰で注意力があり、クリアで論理的な思考ができていたという臨死体験者の主張には、どのくらいの妥当性があるのだろうか？　これはなかなか難しい問題だ。というのも、臨死体験中の明晰性の自己評価に関する臨床的または実証的なデータはほとんどないが、臨死体験が強烈で精神的な体験であることや、人間の自己評価の能力がそうした感情的に高揚した状態では怪しくなりがちであることを、わたしたちはよく知っているからだ。

「違いの一種ではない間違いとは何か？」──酩酊したウィリアム・ジェイムズ

この問題の文学上のよく知られた例のひとつは、先に登場したウィリアム・ジェイムズの、亜酸化窒素（笑気ガス）を使った哲学的な実験に関する記述に見つかる。当時、亜酸化窒素は歯科用の麻酔薬として使われていた。亜酸化窒素には、そうした鎮痛作用のほかに用量依存的（訳注：用量を増やすに従って効果が高まるというような一定の規則性が見られること）な幻覚作用があり、人間の心の限界を探究することに興味を抱いていたウィリアム・ジェイムズは、「宇宙の本質に迫る深い神秘的直観」を体験するために、それをときおり吸引していた。そこには、ドイツの哲学者ゲオルク・ヴィルヘルム・フリードリヒ・ヘーゲルの観念論的哲学を理解するという目的も含まれていたようだ（「ヘーゲル哲学の長所も短所も、これまで以上に理解できるようになった」という）。

この実験を再現することをほかの人々に強くすすめる。純ガスを使えば時間もかからず、十分に無害である。（略）わたしが話を聞いた相手はおしなべて同意見だったが、わたしにとってこの体験の核心は、強烈な形而上学的啓示を得られるという、とてつもなく刺激的な感覚にある。真実が、光のほぼ届かぬ証拠の深みのさらに奥処で、その姿を明らかにする。そして心は、存在のあらゆる論理的関係を、その普段の意識とは比ぶべくもないほどの明らかな繊細さと自発性をもって目撃するのだ。[2]

そうするうちに、ジェイムズは亜酸化窒素の影響下で得た直観を書きとめずにはいられなくなった。だが、あとで自分のメモを読み返したジェイムズは、そこに書き残されていたのは、他人にはおよそ理解不能の「切れ切れの断片」だったと述べている。いわく、「無意味なたわ言だが、書いたときには無限の合理性の火のなかで融合していた」のだと。

違いの一種ではない、間違いとは何か？
～気の一種ではない、吐き気とは何か？
しらふ、酔っ払い、っ払い、驚天動地。
あらゆるものは批判の的となりうる——
批判するものなどないのになぜ批判する？
合意——非合意!!

情動《ジョウドウ》――動《ドウ》!!!!
神にかけて、なんと痛い！　神にかけて、なんと痛くない！
両極を調和させるべし。
ゲオルグにかけて、非在ならぬ非実在！
意味不明に聞こえるが、それはまったくの意味不有！
会話よりも深い思考……！
医学校。神学校、学校！　**学校！**
おお、わが神よ、おお、神よ。オオ、カミヨ！

いちばん明快で筋の通った一文はこれだった。「相違の程度が違うのと相違がないのとでは程度の違い以外の相違はない」[3]

酔っ払い状態のウィリアム・ジェイムズが経験した、一見著しい明晰性や宇宙意識にまつわる神秘的な体験や直観は、量の多少はあるものの文章に残されている。彼の美しいエッセイ「亜酸化窒素の主観的な効果」のなかで、ジェイムズは亜酸化窒素での酩酊中に得た直観について、最終的にやや控えめな評価に落ち着いているが、精神的または神秘的な体験の最中に得た直観や、そのあいだの自身の状態への自己評価が腹立たしいほど当てにならなかったというのは、彼に限らず聞く話だ。

それでは、思考がより速くて論理的で、そのうえ「天才的」だったという、わがチームの調査対象者自身による報告はどうなのだろうか？　それらのなかにジェイムズの直観同様当てにならないものがあったとして、どうしたらそのことがわかるのか？　じつのところ、わたしたちにはわからない。なぜなら、ある状況下で自分が本当に明晰に、あるいはより明晰に論理的に考えているかどうかを判断するには、なによりもまず自分自身が明晰で論理的でなければならず、まさにそのために、「明晰で論理的な思考」や意識の拡大に対する自己評価は限界に突き当たってしまうからだ。

記憶と視覚と臨死体験

一方、それとは別に、臨死体験中の認知能力の高まりを外的に証明できる、または調査対象者の少なくとも一部が、危機の最中に知的能力の高まりを実際に経験したことを裏づけるのに役立つ側面がある。視覚的イメージと記憶だ。わたしのチームの調査でもほかの研究でも、ＮＤＥの体験者の多くは、臨死体験中により速く明晰に考えられたとの印象をもっただけでなく、長いあいだ忘れていた出来事や事実を（多くの場合、かなりの細部まで）思い出すこともできたと証言している。

わたしの記憶は膨大でした。何もかも思い出したのです。教室のあらゆる細かなディテール（三〇年も前なのに！）から、先生たちの顔と名前、宿題で書いたすべての文字、読んだすべての本、さらには、どの日に何を着ていたかといったことまで。そのすべてが、ふたたび目の前に立ち現れました。

注目すべきは、こうした記憶の正確さをのちに確かめたところ、その記憶が真実であり、単なる想像でも虚偽記憶でもないことが多くの事例でわかったことだ。

自分では知らないはずのことも知っていました。ひょっとしたら、知っていたこと自体を忘れてしまっていたのかもしれません。それにしても、自分の記憶力には驚かされました。あとで両親の写真アルバムをめくって、思い出したことを二、三確かめてみましたが、いずれも間違いはありませんでした。

こうした証言からわかるのは、臨死体験中に高まったとされる認知能力のその側面、つまり記憶力は、おおむね合理的な検証が可能であり、また（少なくともそうした事例で検証可能なものに関しては）厳密な調査にも耐えうる、ということだ。もちろん、この側面をもっとよく知るには、さらなる調査が必要であることは言うまでもない。それでも、現在手に入るデータを見るかぎり、臨死体験中の認知能力と記憶力の高まりが誤った自己評価のみを根拠としていないことを示唆する証拠はそれなりに存在しているようだ。

次にわかるのは、臨死体験中の視覚能力の高まりについてはたくさんの報告があり、それらは自己評価の限界にかかわる問題の影響をあまり受けていないらしい、ということだ。現在の、または過去のある時点の自分がどれだけ明晰で理性的か（だったか）については、人は判断を誤ることがあり、自分の記憶についても思い違いをしている場合がある。だが、ある時点の自分がどれだけ明瞭に、また正確に視覚的な印象を見たり処理したりしていたかについては、判断を誤る可能性がずっと低いのだ（それに加えて、臨死体験中にまわりのものが普段よりもはるかに緻密で鮮明で生々しく見えた、という報告が目立って多いことにも注目したい。わたしのチームの調査では、全サンプルの八三パーセントがそうした報告を寄せていた）。

以上の点を受けて、わたしたちが手にした発見の総合的な評価を考えてみたい。ウィリアム・ジェイムズの例（およびメタ認知に関する数々の研究）からわかるように、自分自身の認知能力を主観的に評価することには、明らかに限界がある。よって、臨死体験中の認知能力に関する自己評価がわたしたちの頼れるすべてだとしたら、総合的な評価はいまひとつだと言わざるをえない。その一方で、自身の合理性や判断力の評価に間違いが起きにくい側面（視覚的イメージと検証可能な記憶）もあり、実際に調査対象者は、その両者の高まりにたびたび言及していた。思考力や明晰性全般への言及よりもむしろ多かったほどだ。

弱点を補い合う

それでもなお、臨死体験が純粋な主観的経験であるという事実が、こうした発見の証拠としての価値を弱めていることは否定できない。だがいまのところ、わたしたちは調査参加者の言葉を信じるしかない。天秤のバランスをどちらかに傾けるような、すなわち、こうした報告の確かさを強めるか弱めるような別の現象――たとえば、回答者が報告した思考の明晰さを、外部の目撃者が可能なら同時に、あるいは記憶の証明のように事後であっても検証できるような現象――に出会わないかぎり、状況は変わらないだろう。

臨死体験が実際にいつ起きるのかがわからない、という根強い疑問も残っている。一部の臨死体験者が、臨床死の状態にあるときやCPRの最中に臨死体験をしたらしきことを多少なりとも示している研究もあるにはあるが（セイボムやサルトーリの研究のことだ）、その数はとても少ない。要するに、いくつかの大きな不確定要素と弱点が残っているわけで、臨死体験の証拠としての価値を高めるには、それらの弱点をカバーできる発見をさらに探す必要がある。

だが、ここに重要なポイントがある。わたしたちはもはや、そうした補完的な裏づけとなる現象を探す必要がないのだ。わたしたちは、すでにそれを見つけている――終末期明晰だ。それどころか、終末期明晰は、臨死体験のデータが抱える弱点をひとつも抱えていない。わたしたちは、終末期明晰がいつ起きるのかを知っている。臨死体験とは異なり、終末期明晰はまさにそれが起きているときに、いわば「ライブで」観察できる。

臨死体験が――私的な体験につきもののあらゆる不確実さやあいまいさも含めて――外部のだれもアクセスできない内的《パーソナル》な体験であるのと同じくらい、終末期明晰はあからさま《パブリック》な出来事なのだ。わたしたちが終末期明晰のことを知っているのは、患者の死の前の予期せぬ明晰さに気づいてそれを観察する目撃者がその場にいるからであり、逆を言えば、そうした人々がいるときにしかわたしたちは知りえない。認知能力と、応答性の高い知的な会話と、自伝的かつ宣言的な記憶の回復、それが終末期明晰の主たる特徴なのだ（訳注：自伝的記憶は自分が過去に体験した出来事にかかわる記憶を、宣言的記憶は自分が言葉にできる記憶を指す）。

このように、終末期明晰の研究から見出された発見は、臨死体験に関するわたしのチームのデータを補完し裏打ちしており、逆もまた同様である。終末期明晰のデータは、三人称の客観的な視点を差し出し、臨死体験のデータは、死の瞬間の心にかかわる一人称の視点を示している。このうえで、死の間際に予期せぬ心理現象が起こりうることを証明できれば、ＴＬとＮＤＥの両方のデータが、臨死体験中の知覚に関する数少ない発見や、臨死体験中に視覚障害者が見るマインドサイトの解明にも光を投じられるかもしれない。

つまり現時点で、わたしたちはふた組のデータを得たことになる。ひとつは終末期明晰、もうひとつは臨死体験中の思考と視覚の高まりに関するデータであり、さらにはあの提案――心の脳機能への日々の完全なる依存が、死とその間際の「極限的」あるいは境界的な状況ではもはや持ちこたえられないかもしれないというブルース・グレイソンの提案――もある。

だが、問いはそれで終わらない。むしろここから始まる。これはどういう意味なのだろう？　こうしたすべてを、わたしたちはどうしたら理解できるのだろうか？

第 15 章

よりよく理解する

Making Sense of It

日食が終わるとき

ここで、ひとつのアナロジー（類推）を紹介したい。これを教えてくれたのは、わが友人で研究仲間でもある、イスラエルの物理学者にして哲学者のアヴィシャロム・エリツールだ。もう何年も前、アヴィシャロムとわたしは、オーストリアのアルプバッハで出会った。アルプバッハはチロル山脈に位置する美しい村で（実際、ここはオーストリアで名実ともに最も風光明媚な村のひとつにたびたび選ばれている）、「ヨーロッパ・フォーラム・アルプバッハ（ＥＦＡ）」のお膝元として知られる。ＥＦＡは毎年夏に開かれる国際会議で、科学者や哲学者や政界の要人が一堂に会し、公正で持続可能な社会に向けた探究を人間性の回復をはかりながらいかに育んでいくかを想像し話し合う場となっている。

その夏、わたしたちは会議の合間をぬって長い山歩きを楽しんだ。雨の日には車で山の上まで行き、窓やドアを開け放って、夏の雨や山のモミの木々からしたたる滴《しずく》や、車のカセットデッキから流れるシタールの調べに混じって響く鳥の声を文字どおり深々と吸い込みながら、心について、脳について、またアヴィシャロムの主領域である物理学や時間や意識について、それぞれの考えやアイデアや疑問を語り合った。

そうした時間にふさわしく、山歩きの終わりには、たいがいアルプバッハの墓地へと足を向けた。アルプバッハ屈指の有名人で、この地にかつて暮らしたエルヴィン・シュレーディンガーの墓を訪ねて敬意を表するためだ（オーストリア出身の理論物理学者シュレーディンガーは、量子力学のふたつの柱である「シュレーディンガー方程式」と「シュレーディンガーの猫のパラドックス」の生みの親であり、またこちらはあまり知られていないが、自己性にかかわる非還元主義的な「普遍意識」論の発案者でもある）。

その少し前、アヴィシャロムは学術誌『意識研究ジャーナル（Journal of Consciousness Studies）』に、広く話題を呼んだ論文を発表していた。それは、彼がふとしたきっかけで思いついた、心脳二元論を支持する有力な論拠（複雑すぎるのでここでは論じない）を説いたものだったが、[1] しかしながら彼自身は、（意識ある心のような）「非物理的な」存在が世界に組み込まれていることを意味する二元論を支持することになり、物理学者として少々「肩身の狭い思いをしている」と、論文のなかで「不承不承打ち明けて」いた。

その後、語り合いの成果として、アヴィシャロムとわたしは、意識をテーマにしたふたつの刊行物を共同で編集した。意識は純粋に物理的に説明できるとする考えに、わたしたちふたりが強い疑念を抱いている理由を論じたのだ。

これらはすべて、わたしが終末期明晰について耳にするずっと前にあったことだが、以前引用したサー・ジョン・C・エックルスへのインタビューはすでにおこなっていた。自己と二元論、そして自己は脳の産物でもなければ生物学的存在でもないとするエックルスの持論をめぐるインタビューのことだ。アヴィシャロムが論文に著した考えもまた、人間は二重の存在であり、死とその間際だけではなく人生を通じてそうなのだというサー・エックルスの古典的二元論者らしい考察と大筋で重なるものだった。つまり、わたしたちは物理的な肉体をもつがゆえに物理的な特性をもっているが、それと同時に、非物理的な自意識のある精神（あえて表現するなら「魂」）ももち合わせている、ということである。

言うまでもなく、この種の二元論は新しいモデルではない。精神性や人間の叡智にまつわる伝統や宗教のほとんどは、人間という存在には、生物学的また物理的な側面だけでは捉えきれないものがあると考えている。魂があり、魂こそが重要なのだと——本書の初めのほうで紹介した、ソクラテスの死の物語を思い出してほしい。「われわれが生と呼んでいるこの時間のためばかりではなく、未来永劫のために、魂の世話をしなければならないのである」（岩田訳）

だが、二元論が真実であるなら、なぜ脳を調べても魂は見つからないのだろうか？ なぜ魂ではなく、脳に（または脳内で）起きていることに依存しているようにしか見えない自己が、少なくとも日常的な場面では見つかるのだろうか？ そしてなぜ、死のような特殊な状況――これはアヴィシャロムの「不本意な二元論」の根幹にもかかわる部分だ――でだけ、何かそれ以上の証拠が見つかるのだろうか？

その説明としてアヴィシャロムは、この一連の疑問を理解するのにとりわけ有効だとわたしが感じるアナロジーを持ち出した。アヴィシャロムによれば、日常における心と脳の関係は、皆既日食における太陽と月の関係に似ているという。皆既日食が起きると、太陽は月の背後にすっぽり隠れてしまい、かろうじて周縁のコロナ（「光冠」）が見えるだけになる。このしくみを知らなければ、月（脳）の後ろに太陽（魂）があると主張しようにも、ひと目で理解できるような説得力のある理由は示せないだろう。これをシンプルに言い換えると（説明を単純化できるのは科学のいちばんの美点だ）、わたしたちに見えているのはあくまでひとつの物体であり、それがふたつあると言うべき理由は何もない、ということになる。月がコロナの光を放っているのかもしれないし、いまはよくわからなくても、月の表面の性質について解明が進めば、いずれは説明がつくかもしれない（唯物論的に考えるとそうなる）。月を調べればコロナがいつか解明されるように、脳を調べれば、自律的な意識ある自己を仮定する必要などなくなる、というわけだ。

一見すると、このアプローチにはなんの問題もないように見える。むしろ合理的な論述では、新たな変数を加える必要が絶対にないかぎり――つまりは新たな研究上の発見や、過去の（月／脳だけを使った）説明の枠組みにはまらない新たに観察された現象などが見つからないかぎり――変数の数をむやみに増やさないのが一般的なルールだ。では、日常の条件下で、わたしたちは心の活動を脳の活動とつねにセットで感知しているのに、なぜ心の活動は実際には脳の活動ではない（「まず、魂を取り除く。科学に魂の居場所はない」）と考えるのだろうか？

あるいは、臨死体験や終末期明晰の最中に生じる認知能力の高まりのような現象に出会ったら、どうするのだろうか？ かつての両者同様、そうした発見には疑いの目が向けられるだろう――報告の数がどんどん増えて、「作り話」や「いんちき」や「虚偽記憶」といった代わりの説明が成り立たなくなるまでは。だがそうなったら、わたしたちはそれをどう理解し、どう結論づければいいのだろうか？ アヴィシャロムによると、そうした状況は、日食が終わったあとに起きることと大部分で重なっているという。太陽が月の陰から姿を見せたとき、わたしたちは初めて、実際にはひとつではなくふたつの天体があることを示す直接の証拠を目の当たりにする。同じように、死の前に脳の陰から自己が現れたときにだけ、わたしたちは、それが魔法の織機の産物ではないかもしれないことを直接示す指標を得る。そのときにようやく、別のモデル（たとえば二元論）が、日食中に見えた太陽の光と、日食後に現れたふたつの天体の全貌をともに説明しうることに気づくのだ。このように、このタイプの自己と脳の二元論は、個人のアイデンティティや自己性の非物理的な源であり中心としての魂の古典的概念とわたしたちが関連づけているものに最もうまく調和する。このモデルに従えば、肉体と魂は互いに密接に関係している。その関係がどれだけ密接であるかは、認知症のような深刻な神経疾患が人の経験や思考や行動に及ぼす壊滅的な影響を見ればわかるだろう。と同時に、心がいかに自律し独立したものであるかも、死とその間際のようなより極限的な状況下で、すなわち、日食が終わるときに明らかになるのだ。

魂と遍在精神

もうひとつ、これと関連しているが少し異なるモデルが、わたしたちの手にした発見を同じように説明してくれる。提唱したのは、フランスの哲学者でノーベル文学賞受賞者のアンリ・ベルクソン、ケンブリッジ大学の哲学者C・D・ブロード、オックスフォード大学の哲学者フェルディナンド・シラー、そしてウィリアム・ジェイムズであり、イギリスの作家オルダス・ハクスリーによって世に広まった。そして奇しくも、シュレーディンガーの意識の理論とよく似ている。この考えによると、世界には「遍在精神《マインド・アット・ラージ》」なるものが存在しているという。それは、意識と知識の巨大な貯水湖か海のようなもので、人はみなこの一部であり、あらゆるものとのつながりを感じ取れる可能性を秘めている。だが日常生活をうまく営むために、また個人として存在し成長するために、脳と神経系の主要機能が、わたしたちがこの広大な意識的経験の海に圧倒されて混乱しないように守っている。この観点に立つと、脳は、意識的な経験と自己を「生み出して」いるのではなく、むしろ日々の生存のために、わたしたちに不要なものや混乱を生むおそれがあるものの大半を「締め出して」いることになる。

(略)しかし、われわれが動物である以上は、われわれの仕事は何としても生き残ることである。生物としての生存を可能にするために、この〈遍在精神〉は脳および神経系という減量バルブを通さなければならない。このバルブを通って出てくるものはこの特定の惑星の表面にわれわれが生き残るのに役立つようなほんの一滴の意識なのである。[2]

(『知覚の扉』オルダス・ハクスリー著、河村錠一郎訳、平凡社より引用)

要するにこのモデルは、脳がもっぱら意識のための除去的な、すなわち抑制作用のある器官として機能しており、さまざまな意識的経験の候補のなかから、生物としての当座の生存にどうしても必要で有用なものだけを濾《こ》し取っていると想定しているのだ。つまりベルクソンの言葉を借りれば、脳は「生への注意の器官」にして「減量バルブ」であり、潜在的にはずっと豊かで拡張されているはずの意識を、積極的に遮断または抑制して退けようとしているのである。それでも、この拡張された意識の一端を、わたしたちは深い瞑想や祈りのときや、ある種のサイケデリックな（「意識拡張」）物質によって誘発された変性状態にあるときに、またおそらくは臨死体験の最中や、自然のなかで無心になって一日を過ごすときなどに経験できる。そうしたときに「ゲートが開く」――生体の抑制作用が低下するなかで、意識がほどけて広がり、遍在精神にふたたびつながるのだ。

このように脳をフィルター装置とみなす理論は、本来、神経疾患が個人の心や意識や、さらには終末期明晰のような現象に及ぼす影響を説明するために編み出されたわけではない。それでも、死期の近い認知障害患者に見られる高次の拡大された意識状態を理解しようとするときに、フィルター理論は古典的な二元論に劣らず助けになってくれる。このフィルターが壊れたら、意識は除去されずに「解き放たれる」。このこともまた、臨死体験中に意識がどこまでも広がって宇宙的になり、すべてとつながっていた、とおおぜいの臨死体験者が語っていることを理解するのに役立つ。それに比べて、普段の目覚めている生活――「身体に戻ったとき」と彼らはよく言う――は、ずいぶん退屈で抑制されていると言うのだ。

二元論とフィルター理論の視点に立つと、心の神経機能への強い依存性も、死の間際の特殊な状況における心の相対的な自立性も、同じくらい説得力を帯びて見える。そして、こうした発見を説明できるモデルはほかにも存在する。このテーマをさらに掘り下げてみたい読者のためにいくつか挙げると、唯心論（訳注：心が世界の根幹にあるとする、唯物論とは反対の考え方）、汎心論（訳注：心や心のような性質が世界に遍在するという考え方）、非還元的な二面説（訳注：心的現象と物理的現象は同じ存在の分かちがたいふたつの側面だとする考え方）の複数のバリエーションなどがある。

もちろん、これらはどれもまだ概念的な説明にとどまっており、それは唯物論も同じである。だからいまの段階では、臨床的な知見とわたしのチームの（ＴＬとＮＤＥに関する）発見の両方に当てはまる現実的なモデルがどのようなものになるのか、またどのようなものになるべきかについては、あえて追求しないでおこうと思う。

ここでのわたしの目的は、脳と心の関係についての本格的な二元論を講じることではないからだ。それよりも、脳と心の検証可能なモデルを、そしてわたしたちが何者であるかを見出す望みは捨てなくても、終末期明晰と臨死体験で見られる明晰性を受け入れることは可能だ、ということを示したいのだ。[3]

ここまでの章で説明した研究でも、わたしはただ、自己の運命について唯物論と二元論が正反対の予測をしている結節点——つまりは（シェリントンが言う）脳の「魔法の織機」の働きが衰えはじめ、十分に機能する神経装置を欠いた状態で、自己が本来に近い姿をあらわにしている時点——で、その運命をつぶさに見てたどることにより、自己と人格性の本質についてのよりよい理解に近づこうとしたにすぎない。

もっとも、自己に関する本格的な理論は示せなくても、わたしたちがこの結節点で、唯物論が予測しなかったであろうものを見つけたことは指摘しておきたい。わたしたちは、保護され、保存されている自己を見つけたのだ。それも、あらゆる生物学的な可能性に反して保存されている自己を。自己は、忘却の彼方へ消え去らない心は、終末期明晰の場合はそれ自身に戻る道を見つけ、臨死体験の場合は、普段のそれをはるかにしのぐ生き生きとした姿を垣間見せる。

そしてこの研究は——まだほんの揺籃期だが、人間の人格性の本質や価値についての新しく自由な議論がここから始まることを願う——自己が、あの織機の産物以上のものであることを結果として示唆している。織り手の精神がそのなかに息づいているからこそ、織機は魔法を使えるのだ。

第IV部

人格、死、意味

あらゆる美の体験は
永遠を指し示している。
——ハンス・ウルス・フォン・バルタザール

Person, Death, and Meaning

第 16 章

保護された自己

A Sheltered Self

無限の美、無条件の尊厳

さて、ようやくここまで来た。そしてここまで何度となく、わたしがずっと昔、学者の道を歩みはじめたころにサー・ジョン・C・エックルスから聞いたことを裏づける手がかりやヒントに行き当たった。

少し付け加えてもいいだろうか、大事なことをひとつ言い忘れていた。われわれの「意識ある自己」の謎についてだ。（略）それがどのように生まれるのか、その未来の運命はどうなるのかを考えてきた。（略）人の実存にどんな生物学的、あるいは唯物論的な理論づけも超える謎があることを、われわれは素直に認めるべきではないかと思うのだ。

最後の章でも語るが、意識ある自己の謎についてはまだよくわかっていない。わたしたちが見つけたのは、その生物学的または唯物論的な理論づけを超えた、自己のほんの一端だ。わたしたちは、保護された、ひとりひとりの人生を生きる、取り替えのきかない、唯一の自己に出会った。そのかけがえのない記憶や個性の「回復」をまさに通じて、失われていたはずのそれ自体の私的な記憶や経験に、ひいては個人のアイデンティティや個性に（ふたたび）アクセスできることをまわりの人々に知らしめる、そんな自己である。

　わたしのチームが調査した臨死体験者の多くも、このことの裏づけに一役買っている。彼らはまた、わたしたちの人生の物語の、ひとつひとつの章、ひとつひとつの瞬間の重みについても証言している。たとえば彼らは、こうした自己の生の記録《バイオグラフィ》に含まれる細部や出会いや経験には、ささやかすぎてライフレビューからはじかれるといったものはないようだと語っている。どんな判断も無意味ではないし、どんな言葉も軽すぎることはなく、なんらかの形で他者の人生に影響を与えていないものなどないのだと。

> 　次に見えたのは、わたしの全人生です。一秒ごとに、光のようなスピードで目の前を横切っていくのですが、それでもすべてを理解できました。すべての出来事と、それから、これまでに交わしたすべてのやりとりを。自分の言動が相手にどんな影響を与えていたのか、自分が相手からどう思われていたのかが、良くも悪くも見えてしまいました。

*

> 　次に気づいたときは暗闇のなかにいて、その時点までの自分の人生の詳細なレビューを見ていました。それは映画館の超大型の３Ｄスクリーンを見ているようで、驚くほど高画

質なそのスクリーンに、わたしの人生のすべてが映し出されていました。ずっと忘れていたことや人々や場所も出てきました。まるで人生をいちからたどり直しているかのようで、ただし、それがものすごい速さでおこなわれていました。

＊

人生のあらゆる場面が、あらゆる出来事や事件がいっぺんに見えました。ほんの一瞬だった気もするけれど、すべての瞬間がそこに存在しているのはわかりました。今風に言えば、わたしのハードディスクの中身がまるごとダウンロードされた、といった感じでしょうか。それを見た当時は、カセットテープを早回しで再生しているかのように感じたものでしたが。

＊

あのときは、自分が生きているかどうかはどうでもよくて、目の前のものにただ釘づけになっていました。真正面の少し上のほうに、映写機用のフィルムに似たものが見えていたのです。臨場感たっぷりのとても鮮明なテレビを見ている感じで、そこにわたしの人生に起きたすべてのことが映っていました。全人生が映像になって見えているのです。なにより不思議だったのは、ひとつひとつの映像とともに（数えきれないほどありました）、当時の感情をふたたび経験したことでした。そうしたことが全部、同時進行で起こっていたんです！　自分の人生を映像という形で実際に見られて、そのひとつひとつに付随する感情や学びまで感じられたのですから。すべてが一体となって、完璧に同期していました。
　あんなにすごい体験はしたことがありません。とにかく、普段の生活で経験することとはまったく違います。たとえば、何かの映像や写真を見て、記憶がよみがえったとします。で、次に別の映像を見ると、普通はそれに関連した別の記憶が思い出されますよね。でもこの体験では、人生のあらゆる出来事を映像として完璧に把握しながら、それぞれの映像から想起される記憶も同時に追体験するのです。自分の人生とあんなふうにつながれたことは、忘れられない記憶としてわたしのなかに残っています。すべてが恐ろしくクリアで、恐ろしく鮮明でした。

*

　とてもたくさんのことを学びました。わたしの一見なにげない行動が、広範囲にわたってどれほど大きな影響を与えていたのか。自分の選択やふるまいが、無数の人々の生活にどのように波及していたのか。示した愛がどれほどすばやく広がっていったのか。自分の失礼な行為がどれほど相手を深く傷つけ、心をえぐっていたのか、その痛みや恐れや混乱が、わたしとかかわりのない人々の人生にまでどう影響していたのか。そうしたことを追体験していた一瞬のあいだに、さまざまなことへの深い感謝の念が生まれました。ひとつは、人生の経験に。また、わたしの魂を美しい方法で震わせてくれた人々や愛情に。そして、人間であることのはかなさに。

これらの報告は突き詰めれば、終末期明晰がわたしたちに語っていると思われることに集約される。つまり、人の人格は、その人自身の生の記録も含めて、単に生物学的な方法だけでなく、いまはまだ理解しがたい方法で表現され、保存されてもいるということだ。わたしたちの生物学的な特質やアイデンティティが、これほどまでに手厚く守られている理由は推測するしかないが、そこで思い出されるのは次のエックルスの提言である。

われわれの存在と人生における経験には、唯物論的な方法では説明できない大きな謎がある。ほかのすべてが説明されてもなお残るこの残余こそが、ほかのあらゆるものを超えた、われわれの世界の究極にして決定的な価値なのである。[1]

つまり、いまはまだ死ぬときの自己に関して本格的な理論を欠いているとしても、わたしのチームの研究成果や調査参加者たちの物語は、重要なメッセージを伝えているのだ。人生は、わたしたちひとりひとりの存在や経験にとても大きな価値や意義を与えているようであり、だからこそ、わたしたちひとりひとり——あなたやわたしやわたしたちの愛する人々——は、そのひとりひとりの生の記録は、脳のように壊れやすくてもろい物体にただつながれている、または「委ねられて」いるのではなく、いまはまだほとんどわかっていない心の次元（遍在精神？）にかくまわれ、しまわれてもいるのだというメッセージを。298ページで紹介した臨死体験者の言葉を思い出してほしい。

宇宙のどこかに第二の記憶の貯蔵庫があって、あのときのわたしは、そこになんの苦労もなくアクセスしていたのだと思います。

確かに、わたしたちひとりひとりの自己性が見たところ保護され守られており、それが人生の終わりに完全な状態で復活しうるというのは途方もない話だし、そんなことがどうすればできるのか、現時点では想像もつかない。そんなことをする理由もわからない。それでも、こうした自己のあり方は、その尊厳に強力で重要な意味合いをもたらす。

人の生そのものがわたしたちの人間性に組み込まれ、織り込まれているように見えるという意味合いだ。こう考えてみてほしい。わたしたちにかかわる何かには、とても大きな価値と意味があるに違いなく、だからこそ自然のようなものが、わたしたちのアイデンティティや記憶が病や障害や衰弱を経てもなお保たれ、守られるような独自のしくみを備えたのではないか、と。

魂を大事にする

そしてそこまで認めたら、議論は一周して、本書の初めで引用したソクラテスの最後の教えに戻ってくる。なぜなら、それを認めた結果として、わたしたちはこうした自己やほかの自己に対して、ある種の責任を負うことになるからだ。その責任とは、自己を養い育てるということであり、それによって自己が守られるのはもちろんのこと、その自己に将来何が残るかは、もっぱら自分自身と自身の日々の行動にかかっていることにも気づくのだ。とはいえ、実際は何も失われないなら、その保護されているものへの責任など負う必要はないのではないか？　それは——わたしたちや世界の——歴史の一部にならないのではないか？　それがまさに、ソクラテスが弟子たちに最後に説いたことだった。

しかし、いまや、(略)魂にとっては、できるだけ善くまた賢くなる以外には、悪からの他のいかなる逃亡の道も、また、自分自身の救済もありえないだろう。というのは、魂がハデスに赴くにあたってたずさえて行くものは、ただ教養と自分で養った性格だけであり、これらのものこそが、死出の旅路の始めからすぐに死者をもっとも益しあるいは害すると言われているものなのである。（岩田訳）

ソクラテスは、魂を大事《ケア》にして大切に育み、自分の気質のいちばん良い部分をできるだけ伸ばすように、と助言したのだった。そうすればわたしたちの物語は、世界の歴史に対するわたしたちの貢献は、保存するに足る一章となり、荒廃、自分本意、不親切、無関心、他者への思いやりの欠如のオンパレードにはならなくなる。

ソクラテス（そして人間の叡智の伝統や宗教のほとんど）によれば、保護された自己であることはまた、何にも増して道徳的責務の源となる。だから自己は、わたしたち自身に、他者に大事にされるべきなのだ（そして自己も、それ自体やほかの自己をそう扱うべきである）。たとえ目には見えなくても、その存在を信じるに足る理由を見つけたら、その価値ある大切なものを大事にするのと同じように――たとえば遠方の困っている人々のことを、たとえ見知らぬ相手であっても心配したり、人間のふるまいのせいで絶滅しかけている動植物のことを、直接見たことはなくても気にかけたりするように。

自己の運命と未来に関する問いは、したがってうわべだけの浅はかなものではなく、むしろソクラテスが最期の日に指摘したように、「人生をいかに生きるか」という重要な問いをはらんでいる。そしてソクラテス自身が明かしているとおり、それは彼が頼りにしていた、より古い時代の宗教的伝統の思想とまぎれもなく呼応している。「自己である」とは、わたしたちが何者であるかだけではなく、何者になるかにもかかわることなのだ。これが、古今のほとんどの叡智が説くところの魂の世話《ケア》の出発点であり、また終着点でもある。

つまり、わたしたちが自分自身や他者や世界をどう扱うか、みずからの可能性や個性や人格性をどう実現し現実のものとしていくか、ということが問われているのである。このことを考えるとき、わたしの脳裏には、ウィーン大学医学部(現ウィーン医学大学)でおこなわれた、当時九〇歳だったヴィクトール・フランクルの最終講義のひとつに出席したときのことがよみがえる。自己実現の概念について問われたフランクルは、少し考えてからこう答えた。

そうですね……ただ、あなたの自己の内側に眠っているものをすべて実現しないでください。実現する価値があり、実現するにふさわしいものだけを実現してください。

また、人によってはこんなふうに解釈するかもしれない。ソクラテスは若かりしころ、自分が高い知能をもち、頭が切れ、弁舌の才能にも恵まれていることに早くから気づいていた。そのため彼は、アテナイ市民をやすやすと手玉に取る狡猾な詐欺師になるか、あるいは、自分の才能を知への奉仕に投じて、教育者か哲学者になるかのどちらを選ぶべきか思案した。わたしたちはソクラテスが選んだほうを知っている。彼にしても、どんな才能が——その善し悪しはともかく——自分のなかに眠っているのかを知らないわけではなかった。それでも、その選択をしたのだった。

わたしのチームが調査した臨死体験者たちも、重要なのはこうした意識的な選択であり、将来にわたって重要であり続けることを異口同音に語っている。なぜなら、こうした意識的な選択も、わたしたちが何者であるかを、そしていつか自分自身の人生を振り返るときが来たら何を思い出すかを決めるからだ。魂を、自己を、自分の生を大事にしてほしい、と彼らは言う。そうして最善の自己を生み出せたら、それが自分だけではなく、ほかの人々にとっての「最善」でもあることにじきに気づくだろう。

つまりわたしたちは、現代の消費社会に言われるがまま、ただ良い気分になるためになんでもやるべきではない、ということだ。何が自分のためになるのか、そのこともよく考えなくてはならない。だから、困っている人を気にかけ、世界に思いをはせよう。日々の忙しさにただ振り回されず、自分やまわりの人々の歴史が、もしかしたら目に映っているそれよりはるかに広大かもしれないことをときどきは思い出そう。

人という存在は、わたしたちが裸の目で見るよりも大きい。そしてジョン・C・エックルスが語ったように、わたしたちの生は見事なまでに守られ、保たれている意味深い冒険であり、わたしたちひとりひとりは、そうしたより高次の背景に組み込まれている。

そうしたことをふたたび望み、信じるだけの十分な理由があることを本書で示せていたらうれしく思う。ただ自己になるだけで、わたしたちはとてつもない贈り物を授かる。まだ十分には理解しきれていない約束により、人生へと呼びかけられる。そのお返しとして、わたしたちも人生に贈り物をする。それは、みずからの人生の意味に気づき、その意味を実現し、その意味を生きることだ。その責任をわたしたちは負っているのである。

第17章

なぜそれが重要なのか

Why It Matters

三人の師

本書でわたしは、三人の類いまれなる師の功績に敬意を表しようとした。一九九〇年代に若き学生だったわたしが幸運にも学びを得た、ジョン・C・エックルス、ヴィクトール・フランクル、エリザベス・キューブラー・ロスのことだ。彼ら三人は、一世代にわたる学生や未来の研究者に、人間の不可譲の尊厳や自由や責任への信念をけっして捨てないようにと強い言葉で働きかけていた。人間を単なる複雑な素晴らしい機械とはけっして見ず――どれだけ素晴らしくても機械は機械だ――唯一の比類なき存在として見るように、と。

この三人はまた、人類が自分たち自身への、そして自分たち自身と他者――とりわけ病者と老いた者と弱者――の尊厳への信頼を捨てたときに何が起きるのかを目撃した人々でもある。二〇世紀は、人間の尊厳を軽んじたイデオロギーの世紀だった。当然ながら魂の世話などしておらず、「まず、それを取り除いた」。この三人の師が還元主義とニヒリズムの道徳的、歴史的な意味合いについて教えてくれたことは、講堂で彼らをはじめとする先行世代の研究者の肉声を幸いにも聞くことができたわたしたち学生に強い影響を与えた。

彼らの主張には、人類社会が人間の精神の重要さや尊さや特異さや価値を認めなくなったときに起きることをその目で見た、またフランクルのようにその身で体験した者ならではの説得力があった（フランクルは四つの強制収容所を生き延び、ホロコーストで家族のほぼ全員を殺された）。さらに彼らは、運命が（もっとひどいと、ほかの人間が）人間からその生得的な尊厳を奪おうとするときに、個人がどれだけ非力であるかを目の当たりにした世代でもあった。

だが一方で、目撃者たちは別のことも教えてくれた。人間からこの尊厳を奪い取ることはできないこと、そして尊厳をもつ人間を否定できるのはイデオロギーの妄想のなかだけであることだ。またそうしたなかにあっても、人間は尊厳を失うことはできず、実際に失うことはない。それは人としてのわたしたちの存在に、もっと言えば、わたしたちの個人的な責任に分かちがたく編み込まれている。このことについてフランクルは、強制収容所で過ごした三年間を振り返ってこう書いている。

わたしたちは、おそらくこれまでどの時代の人間も知らなかった「人間」を知った。では、この人間とはなにものか。（略）人間とは、ガス室を発明した存在だ。しかし同時に、ガス室に入っても毅然として祈りのことばを口にする存在でもあるのだ。[1]（『夜と霧』池田香代子訳、みすず書房より引用）

しかしいまや、こうした証言を直接聞けない世代が育っている。この世代は、過去の一世紀がわたしたちに示した警告――フランクルの言葉を借りれば、第一に（アウシュビッツは）人間には何ができるのかを、第二に（広島は）何が危機にさらされているのかを証明した、といった警告――を、もはや耳にすることができない。それでも過去のあらゆる世代と同様に、こうした現在の世代も、昔ながらのこの問いに向き合わされている。すなわち、人間とは何者であり、どんな存在なのか、また、人間はどうあるべきで、どうなるべきなのかといった問いだ。人間の、つまりわたしの人生には意味が、もっと奥深い意義が、もっと大きな運命があるのだろうか？　それとも、わたしの自己は自意識のはかない亡霊で、いずれ大いなる無に呑み込まれる運命にあるのだろうか？　前に見たルイ・サヴァアの寂しい文章を思い出してほしい。

人はみな最終産物《エンドプロダクト》であり、（略）自分がこの世に変化をもたらせるとはわたしは思いません（略）。人生には意味はないのです。[2]

あるいは作家のデイヴィッド・リンゼイが、アメリカ有数のマスメディア『USAトゥデイ』紙に発表した、宇宙における人間の立ち位置への問いに関するこんな短い言説もある。リンゼイは、人間の尊厳と価値をいともあっさりと切り捨てている。

われわれ人間は、小さな岩石の表面にくっついている有機物の屑にすぎない。宇宙の視点から見たら、われわれにはシャワーカーテンに生えたかびほどの価値しかない。[3]

こうした声は無視できない。影響力があるからだ。彼らの冷笑的な態度は、すべての人間に価値があり、わたしたちの努力には意味があり、わたしたちは単なる複雑な機械ではなく、守られ保存されており、何が、だれが保存されるかはわたしたちの選択次第で変わるし、それは個人の生だけではなく世界全体にも影響をもたらす、ということを認める意志がなによりも切実に必要とされている世界に害をなす。

例の九〇〇〇万人のことを思い浮かべてほしい。飢餓によって今年命を落とすであろう、九〇〇〇万の人間ひとりひとりのことを。あるいは低栄養のために、それを防ぐ手だてや能力が社会にありながら今年視力を失うであろう、三五万人の子どもたちのことを。または貧しい国々の窮状だけでなく、豊かな工業国で心理的なネグレクトや虚しさに苦しむ人々のことも想像してほしい。虚しさは、変化の乏しい日常や、無力感や疎外感、冷笑主義に囚われた人々の心に取りつく。わたしたちは、自分自身やお互いのことを、自然やこの世界をどう扱っているだろうか？　考えてみてほしい。

それから、本書のここまでの議論を振り返ってみてほしい。わたしたちが本来何者であるのか、自然や生がわたしたちとわたしたちの保存にどれほど力を尽くしているのかについて、どんなことが語られていただろうか？　こうした問題は何もないところからは生じない。わたしたちが生を大事にしなかったら、「まず、魂を取り除いた」ら、そして人間に「シャワーカーテンに生えたかびほどの」価値しかなかったら――そう、そのとき、希望はまったく無駄になってしまう。無駄になるべきだからではなく、「こんなことを望んでも無駄だ」という、ニヒリズムの顔をした自己成就予言（訳注：たとえ誤った思い込みでも、信じているうちに人の行動が変わって思い込みが現実になること）にわたしたちが陥ってしまうからだ。

希望を回復する

だが実際のところ、わたしたちの世代は、単なる物理的原理を超えた現実への希望も含めて、自分たちの世代の希望に大きな不信感を抱いている。心理学や思想史の研究では論じられていることだが、おそらくこのポストモダン時代が懐疑主義を、あるいは精神的なものや価値や理想主義への嫌悪を生み出し、それを（たいていはあまり理性的ではない方法で）正当化したのだろう。また、そうした価値や超越――わたしたち自身の超越的な自己もそこに含まれる――の実現への信頼も、同じくらい失われている。

現代における価値の危機は、意味と価値を問うあらゆる考えへの不信に始まり、不朽不滅のもの、善良なもの、美しいもの、真実性のあるもの、そして尊厳への深い不信という形でしばしば現れる。そうした善きものへの希望や信頼よりも、豊かさに欠けるもの、一過性のもの、無意味で無価値なもの、悪しきもの、醜く不誠実で下劣なもののほうがよっぽどリアルだと言わんばかりに。

しかし一方で、世のなかの間違ったことや壊れたことは修復できると希望を表明しているのは、この世界では人間がわたしたちの知る唯一の存在だというのも、また事実である。あらゆる既知の生きもののなかで、信頼と希望と愛情を抱くのは人間だけなのだ。このことはそれ自体がわたしたちの使命について多くを語っているが、そのほかにも人間存在の内なる実存的な構造について、ときにこちらの認識を超えるようなことを語りかけてくる。つまり、理想を追い求めること、希望を抱くこと、価値と意味を理解すること、そして責任をまっとうすることは人間の本性の一部であり、それなしにはありえないということだ。

この希望は、人間をいつでも行動へと駆り立ててきた。人間だけが、欠点を単なる「嘆かわしいこと」ではなく、「人間であるかぎり避けようのないこと」だと捉え、それを自分自身でどうにかするよう呼びかけられているのだと考える。苦しみを和らげ、病を癒やし、弱き者を助け、ただの人間ではなく人間らしくなるよう呼びかけられているのだ、と。結果としてそれは、（希望を抱き、意味や共感やつながりや優しさや寛容を求める）わたしたちの人間性にも、（わたしたち人間の希望や意味への意志を必要としている）世界にも価値を認めない、ニヒリストの世界観への重要な非難となる。

かくしてわたしたちの希望は、修復を必要としている世界とめぐり合う。じつのところ、人間の道徳的責務と意識ある自己以外で、独善的なニヒリズムへの抵抗を最も声高に訴えているのは世界そのものであり、正確に言えば、その壊れた状態の、不完全な、修復されて立ち直ることを必要としている世界なのだ。

そしてこの壊れたものは、わたしたちにこう語りかけている。世界は、他者は、自分たちの子どもや親は、助けを必要としている人々は、わたしたちとわたしたちの希望が頼みであり、人間だけがその希望を世界にもたらせるのだと。もしも人間があきらめたら、それは地上からあとかたもなく消え失せ、そうでなければ回避できたはずの結果が、世界のみならずひとりひとりの人間自体にも降りかかる。前世紀は総じて、このような結末が実際に起こりうることを悲しくも証明したのだった。

　しかしだからといって、わたしたちの希望が心理学的におかしく、哲学的に誤っているというわけではない。希望はわたしたちの本質の一部であり、したがってこの世界の一部でもある。心理学的な瑕疵や哲学的な誤りはむしろ、人間の超越的な性質や希望や意味を否定するときに生じる。なぜならそれは、自己と世界（および生存）にかかわる人間の経験の中核をなす特性を否定することになるからだ。そしてその誤りは、慰めや芸術や、真理の探求や、愛情や、科学的な発見や、共感やつながりを拒絶する。この生が――それがなければ暗く、不可知の無であるもののなかで――単につかのま輝く意識の光ではないと知り、意味のある充実した人生の冒険に踏み出すことを拒絶しているのだ。

　キャンドルが燃えると、蠟《ろう》は縮む。わたしたちの余命が日ごと縮んでいくように。だが、蠟はなくなるわけではない。それは光に変わる。地球での人生を通じたわたしたちの旅も、はかないこの生も光に変わりうる。とはいえキャンドルと違って、この変化は自然には生じない。わたしたちには変化することを選ぶ自由と責任がある。人生を光に変えるも変えぬも、わたしたち次第だということだ。そして信仰をもつ人には、また別の希望がある。その人の光が病や老いや死を超えて、その人自身を含むすべてのものをとどめて保存している、より大きな光に救われるという希望である。

本書で示そうとしたように、わたしたちはいまや、こうした希望を根拠の確かなものとして考えるのに十分な理由を手にしている。それは、確かな基礎を土台としている。わたしのチームはそこまでしか分析できなかったが、少なくともそこまではたどり着いた。完全ではないかもしれないが、だとしてもそれは、わたしたち自身が保たれ、守られ、癒やされることへの希望と同時に、わたしたちもまた生きているあいだに他者を守り、癒やす側になりうるという希望を授けてくれる。今日、人類はその希望をかつてないほど頼みにしている。

魂を取り去らないように。そうではなく、魂を大切にし、守り育てよう。他者と、あなた自身の両方の魂を。

謝辞

本書を世に出せたのは、ひとえに、愛する人や家族や友人や患者の死と死にゆくときの話をわたしに託してくださった、多くの方々のおかげである。大切な記憶を分かち合っていただけたことに感謝する。そしてとりわけ、本書に証言を載せることを了承してくださった方々に感謝する。証言の一部はわたしがドイツ語やフランス語から英語に翻訳したのだが、何人かの回答者は、自身の体験や目撃したことがより正確に伝わるようにと、ありがたくも翻訳を手直ししてくれた。わたしを信頼して貴重な話を打ち明けてくださったことに謝意を捧げたい。

次に、ウィーン大学と、ブダペストにあるパズマニー・ペーテルカトリック大学のわたしの研究所（理論心理学および人格主義研究研究所）の研究仲間と学生とアシスタントたちにお礼を言いたい。彼らの励ましや鋭い考察には大いに助けられた。それから、終末期明晰の公開講座に参加してくださった方々にも感謝したい。なかでも、ウィーンのオーストリア境界領域心理学協会（二〇一六年四月二五日）、ヴェストファーレン州フレッケンホルストの臨死体験ネットワーク（二〇一九年七月六日）、デュッセルドルフの認知科学炉端会議（二〇一九年八月四日）の参加者に謝意を表したい。また、支援の現場（介護施設、ホスピス、病院）で働くたくさんの方々にもお世話になった。日々の仕事で終末期明晰や同様の現象にじかに触れ、その現象と向き合っている方々のニーズや悩みを聞き取るなかで、わたしの考えは整理され、疑問を掘り下げることができた。みなさんの広い心と励ましに、わたしに託してくださった「宿題」に感謝する。本書でその信頼に少しは応えられたことを願ってやまない。

友人で研究仲間のケネス・リングにも、心からの感謝を。学生時代に著書を読んで以来、彼には多くの面で感化を受けている（本を読んでいた当時は、こんなに素敵で温かくて親切な人だとは知らなかった）。いまでは本書と、もっと広くは終末期明晰の研究を通じて、わたしたちは個人的にも親しくなった。ケンが本書の何パターンかの草稿に目を通して批評してくれたことに、そして第二部はまるごと書き直したほうがいいと貴重なアドバイスをくれたことに感謝する。

本書のテーマに興味をもってくださった、セント・マーチンズ・プレスの編集主幹ジョージ・ウィットにもお礼を述べたい。辛抱強く、このプロジェクトへ揺るぎない信頼を示し、さらには数パターンの原稿を丹念に読み込んで丁寧な編集を施してくださったことに感謝している。それから代理人のナット・ソベルにも、そのサポートと親切な助言に感謝したい。

お礼を言うべき人はまだまだいる。そのうちのひとりは、終末期明晰の研究のパイオニアであるミヒャエル・ナームだ。第8章で一部を紹介した質問票調査の結果に関して、第二段のパイロット調査における初期の分析の統計的評価で彼の力をお借りした。それから本書の初稿を翻訳してくれた、ゲオルグ＝フィリップ・フォン・ペツォールトにも謝意を表したい。また、国立老化研究所のベイジル・エルダーダ、エレーナ・ファジオ、クリスティナ・マクリンデンに、当研究所で初めての逆説的明晰の研究ワークショップを主催してわたしを招待してくださったことに感謝したい。さまざまな意味で、あのワークショップは、本書で論じた研究への道をつけるものとなった。

第13章で、わたしの論文（“Complex Visual Imagery and Cognition During Near-Death Experiences”: 初出は Journal of Near-Death Studies, issue 34:2, 2015）から広く引用することを快く了承してくださった、国際臨死研究学会（ＩＡＮＤＳ）の『臨死体験研究ジャーナル』誌の編集委員会にもお礼を申しあげたい。

最後に、娘たちふたりに最大級の「ありがとう」を言いたい。そしてなにより妻のユリアーナに、忍耐とサポートと数々の素晴らしい対話と発想に感謝を捧げたい。その多くはわたしの研究に、また最終的には本書に生かされている。もちろん、そのほかのもっともっとたくさんのことにも——彼女への感謝は尽きない。

［参考文献］

Aminoff, M. J., Scheinman, M. M., Griffin, J. C., & Herre, J. M. "Electrocerebral Accompaniments of Syncope Associated with Malignant Ventricular Arrhythmias." Annals of Internal Medicine 108 (1988): 791–796.

Bateson. M. C. Composing a Life. New York: Grove Press, 2001.

Batthyány, A. & Elitzur, A. (Eds.) Irreducibly Conscious: Selected Papers on Consciousness. Heidelberg: Universitätsverlag Winter.

Batthyány, A. & Greyson, B. "Spontaneous Remission of Dementia Before Death Results from a Study on Paradoxical Lucidity." Psychology of Consciousness: Theory, Research, and Practice. (2020).

Batthyány, A. "Complex Visual Imagery and Cognition During Near-Death Experiences." Journal of Near-Death Studies 34, no. 2 (2015): 65–83.

Batthyány, A. Foundations of Near-Death Research: A Conceptual and Phenomenological Map. Durham: IANDS Press, 2018.

Batthyány, A., & Elitzur, A. (Eds.) Mind and Its Place in the World: Non-Reductionist Approaches to the Ontology of Consciousness. De Gruyter, 2006.

Begley, S. "Of Voodoo and the Brain." Newsweek, VLIII, 25 (2009).

Bering, J. "One Last Goodbye: The Strange Case of Terminal Lucidity." Scientific American. November 25, 2014. https://blogs.scientificamerican.com/bering-in-mind/one-last-goodbye-the-strange-case-of-terminal-lucidity/.

Bloch, O. Vom Tode. Berlin: Juncker, 1903.

Blum, D. Ghost Hunters: William James and the Search for Scientific Proof of Life after Death. Penguin, 2007.（『幽霊を捕まえようとした科学者たち』鈴木恵訳、文藝春秋）

Brayne, S., Lovelace, H., & Fenwick, P. "End-of-life Experiences and the Dying Process in a Gloucestershire Nursing Home as Reported by Nurses and Care Assistants." American Journal of Hospice and Palliative Medicine 25, no. 3 (2008): 195–206.

Carruthers, G. "Confabulation or Experience? Implications of Out-of-Body Experiences for Theories of Consciousness." Theory & Psychology, 28, no. 1 (2018): 122–140.

Chalmers, D. The Conscious Mind: In Search of a Fundamental Theory. Oxford: Oxford University Press, 1996.（『意識する心　脳と精神の根本理論を求めて』林一訳、白揚社）

Cox-Chapman, M. The Case for Heaven: Near-Death Experiences as Evidence of the Afterlife. Putnam, 1995.

Crabtree, V. "Emotions Without Souls: How Biochemistry and Neurology Account for Feelings." (1996). Working paper.

Crick, F. The Astonishing Hypothesis: The Scientific Search for the Soul. New York: Simon and Schuster, 1994.（『DNAに魂はあるか　驚異の仮説』中原英臣・佐川峻訳、講談社）

Cunningham, P. F. "Are Religious Experiences Really Localized Within the Brain? The Promise, Challenges, and Prospects of Neurotheology." The Journal of Mind and Behavior (2011): 223–249.

Dainton, B. Stream of Consciousness: Unity and Continuity in Conscious Experience. Routledge, 2002.

Dudukovic, N. M., Marsh, E. J., & Tversky, B. "Telling a Story or Telling It Straight: The Effects of Entertaining Versus Accurate Retellings on Memory." Applied Cognitive Psychology 18, no. 2 (2004): 125–143.

Eccles, J. C. Facing Reality: Philosophical Adventures by a Brain Scientist. New York: Springer, 2013.（『脳と実在　脳研究者の哲学的冒険』鈴木二郎・宇野昌人訳、紀伊國屋書店）

Eccles, J. C. The Human Psyche: The Gifford Lectures, University of Edinburgh 1978–1979. New York: Springer, 2012.

Edwards, P. Reincarnation: A Critical Examination. Buffalo: Prometheus Books, 2001.（『輪廻体験　神話の検証』福岡洋一訳、皆神龍太郎監修、太田出版）

Eldadah, B. A., Fazio, E. M., & McLinden, K. A. "Lucidity in Dementia: A Perspective from the NIA." Alzheimer's & Dementia 15, no. 8 (2019): 1104–1106.

Elitzur, A. C. "Consciousness Can No More Be Ignored." Journal of Consciousness Studies 2, no. 4 (1995): 353–357.

Elitzur, A. C. "Consciousness Makes a Difference: A Reluctant Dualist's Confession." In Batthyány, A., & Elitzur, A. C. (Eds.) Irreducibly Conscious: Selected Papers on Consciousness. Heidelberg: Universitätsverlag, 2009, 43–72.

Elitzur, A. C. "What's the Mind-Body Problem with You Anyway? Prolegomena to Any Scientific Discussion on Consciousness." In Batthyány, A., & Elitzur, A. C. (Eds.) Mind and its Place in the World. Frankfurt: Ontos, 2006, 15–22.

Ernst, E. (2002). A Systematic Review of Systematic Reviews of Homeopathy. British Journal of Clinical Pharmacology 54, no. 6 (2002): 577–582.

Fenwick, P., & Brayne, S. "End-of-Life Experiences: Reaching Out for Compassion, Communication, and Connection—Meaning of Deathbed Visions and Coincidences." American Journal of Hospice and Palliative Medicine 28 (2011): 7–15.

Fenwick, P., Lovelace, H., & Brayne, S. "Comfort for the Dying: Five-Year Retrospective and One-Year Prospective Studies of End of Life Experiences." Archives of Gerontology and Geriatrics 51, (2010): 173–179.

Fox, M. Religion, Spirituality and the Near-Death Experience. Routledge, 2003.

Frankl, V. E. The Feeling of Meaninglessness: A Challenge to Psychotherapy and Philosophy. Edited by Alexander Batthyány. Marquette University Press, 2010. (『虚無感について　心理学と哲学への挑戦』広岡義之訳、青土社)

Frankl, V. E. Man's Search for Meaning. New York: Simon and Schuster, 1985. (『夜と霧』池田香代子訳、みすず書房)

Frankl, V. E. Metaklinische Vorlesungen. Wien: Viktor Frankl Archive, 1949.

Frankl, V. E. "The Spiritual Dimension in Existential Analysis and Logotherapy." Journal of Individual Psychology 15, no. 2 (1959): 157.

Frederick, S., Verduyn, P., Koval, P., et al. "The Relationship Between Arousal and the Remembered Duration of Positive Events." Applied Cognitive Psychology 27, no. 4 (2013): 493–496.

Gauld, A. The Founders of Psychical Research. Routledge, 2019.

Gendle, M. H. "Discussing Philosophy of Mind in Introductory Neuroscience Classes." Journal of Undergraduate Neuroscience Education 9, no. 2 (2011): E5.

Gibson, A. S. "Religious Wars or Healthy Competition in the NDE Movement?" Journal of Near-Death Studies, 18, no. 4 (2000): 273–276.

Greene, J. D. "Social Neuroscience and the Soul's Last Stand." Social Neuroscience: Toward Understanding the Underpinnings of the Social Mind. Oxford: Oxford University Press, 2011, 263–273.

Greyson, B. "Beyond the Mind-Body Problem: New Paradigms in the Science of Consciousness." Panel Discussion. United Nations, New York. September 11, 2008.

Greyson, B. After: A Doctor Explores What Near-Death Experiences Reveal About Life and Beyond. New York: Random House, 2021.

Greyson, B. "Implications of Near-Death Experiences for a Postmaterialist Psychology." Psychology of Religion and Spirituality 2 no. 1 (2010): 37.

Griffiths, P. (Ed.) Philosophy, Psychology and Psychiatry. Cambridge: Cambridge University Press, 1994.

Halford, H. Essays and Orations, Read and Delivered at the Royal College of Physicians: To Which is Added an Account of the Opening of the Tomb of King Charles I. London: John Murray, 1842.

Hodgson, D. "Neuroscience and Folk Psychology, an Overview." Journal of Consciousness Studies 1, no. 2 (1994): 205–216.

Holden, J. M. "Veridical Perception in Near-death Experiences." In J. M. Holden, B. Greyson, & D. James (Eds.) The Handbook of Near-Death Experiences: Thirty Years of Investigation. Praeger/ABC-CLIO, 2009, 185–211.

Hope, T. "Personal Identity and Psychiatric Illness." In Griffiths, P. (Ed.). Philosophy, Psychology and Psychiatry. Cambridge: Cambridge University Press, 1994.

Huxley, A. The Doors of Perception: And Heaven and Hell. London: Chatto and Windus, 1954. (『知覚の扉』河村錠一郎訳、平凡社)

Jackson, F. "Epiphenomenal Qualia." Philosophical Quarterly 32 (1982): 127–136.

James, W. "Address of the President Before the Society for Psychical Research." Science 3, no. 77 (1896): 881–888.

James, W. "Subjective Effects of Nitrous Oxide." In James, W. Collected Essays and Reviews. London: Longmans, Green and Company, 1896.

Jenner, E. (1801). "On the Origin of the Vaccine Inoculation." The Medical and Physical journal 5, no. 28 (1801): 505.

Jünger E. The Storm of Steel: From the Diary of a German Storm-Troop Officer on the Western Front. London: Chatto and Windus, 1996.

Karamanou, M., Liappas, I., Ch, A., Androutsos, G., & Lykouras, E. "Julius WagnerJauregg (1857–1940): Introducing Fever Therapy in the Treatment of Neurosyphilis." Psychiatrike Psychiatriki 24, no. 3 (2013): 208–212.

Kelly, E. W., Greyson, B., & Kelly, E. F. "Unusual Experiences near Death and Related Phenomena." In E. F. Kelly, E. W. Kelly, A. Crabtree, A. Gauld, M. Grosso, & B. Greyson, Irreducible Mind. Lanham, MD: Rowman & Littlefield, 2007.

Kelly, E. W., Greyson, B., & Stevenson, I. "Can Experiences near Death Furnish Evidence of Life After Death?" OMEGA—Journal of Death and Dying 40, no. 4 (2000): 513–519.

Koriat, A., & Levy-Sadot, R. "Processes Underlying Metacognitive Judgments: InformationBased and Experience-Based Monitoring of One's Own Knowledge." In: S. Chaiken & Y. Trope (Eds.), Dual-Process Theories in Social Psychology. New York: The Guildford Press (pp. 483–502).(1999) Kübler-Ross, E. Leben und Sterben: Ein Vortrag (Tape). Telfs: Audiotex,

1989 Lehrer, J. The Decisive Moment: How the Brain Makes up its Mind. Canongate Books, 2009, 102–104.
Leubuscher, R. "Wiederkehr des Bewußteins vor dem Tode einer Blödsinnigen." Medicinische Zeitung von dem Verein für Heilkunde in Preussen (1848): 48.
Lim, C. Y., Park, J. Y., Kim, D. Y., Yoo, K. D., Kim, H. J., Kim, Y., & Shin, S. J. "Terminal Lucidity in the Teaching Hospital Setting." Death Studies 44, no. 5 (2018): 285–291.
Lindley D. "Response to Robert Lanza." USA Today. http://www.usatoday.com/tech/ science/2007–03–09-lanza-response_N.htm. Accessed Nov 21, 2020.
Löhr, J. Über das Wiedererwachen des Bewusstseins kurz vor dem Tode der Irren, 1848. Lukas, E. Rat in ratloser Zeit. Freiburg: Herder, 1988.
Macleod, AD. "Lightening Up Before Death." Palliative & Supportive Care 7, no. 4: 516.
Martens, P. R. "Near-Death Experiences in Out-of-Hospital Cardiac Arrest Survivors.
Meaningful Phenomena or Just Fantasy of Death?" Resuscitation 27, no. 2 (1994): 171–175.
Mashour, G.A., Frank, L., Batthyány, A., et al. "Paradoxical Lucidity: A Potential Paradigm Shift for the Neurobiology and Treatment of Severe Dementias." Alzheimer's and Dementia 15 (2019): 1107–1114. Mast, B. T. Second Forgetting: Remembering the Power of the Gospel during Alzheimer's Disease. Zondervan, 2014.
Mays, R. G., & Mays, S. B. "Explaining near-death experiences: Physical or non-physical causation?" Journal of Near-Death Studies 33, no. 3 (2015): 125–149.
Mays, R. G., & Mays, S. B. "Near-death experiences: Extended naturalism or promissory physicalism? A response to Fischer's article." Journal of Consciousness Studies 27, nos. 11–12 (2020): 222–236.
Medawar, P. B. & Jean S. The Life Science: Current Ideas of Biology. New York: HarperCollins Publishers, 1977.（『ライフ・サイエンス　人間とその未来』野島徳吉・佐藤隆・武藤誠訳、パシフィカ）
Moody, R. A. Life After Life. Mockingbird Books, 1975.（『かいまみた死後の世界』中山善之訳、評論社ほか）
Munk, William. Euthanasia: Or Medical Treatment in Aid of an Easy Death. London: Longmans, Green and Co., 1887, 34–37.
Nahm, M. "Terminal Lucidity in People with Mental Illness and Other Mental Disability: An Overview and Implications for Possible Explanatory Models." Journal of Near-Death Studies 28, no. 2 (2009): 87.
Nahm, M. "Wenn die Dunkelheit ein Ende findet." Terminale Geistesklarheit und andere Phanomene in Todesnähe. Amerang: Crotona, 2012.
Nahm, M., & Greyson, B. "The Death of Anna Katharina Ehmer: A Case Study in Terminal Lucidity." OMEGA—Journal of Death and Dying 68, no. 1 (2014): 77–87.
Nahm, M., & Greyson, B. "Terminal Lucidity in Patients with Chronic Schizophrenia and Dementia: A Survey of the Literature." The Journal of Nervous and Mental Disease 197, no. 12 (2009): 942–944.
Nahm, M., Greyson B., Kelly, E. W., and Haraldsson, E., "Terminal Lucidity: A Review and a Case Collection." Archives of Gerontology and Geriatrics 55 (2012): 138–142.
Noyes Jr., R., & Kletti, R. "Depersonalization in the Face of Life-Threatening Danger: A Description." Psychiatry 39, no. 1 (1976): 19–27.
Noyes Jr, R., & Kletti, R. "Depersonalization in the Face of Life-Threatening Danger: An Interpretation." OMEGA—Journal of Death and Dying 7, no. 2 (1976): 103–114.
Owens, J. E., Cook, E. W., & Stevenson, I. "Features of 'Near-Death Experience' in Relation to Whether or Not Patients Were near Death." The Lancet 336 (1990): 1175–1177.
Parnia, S., Waller, D. G., Yeates, R., & Fenwick, P. "A Qualitative and Quantitative Study of the Incidence, Features and Aetiology of Near-death Experiences in Cardiac Arrest Survivors." Resuscitation 48, no. 2 (2001), 149–156.
Plato. Plato in Twelve Volumes, Vol. 1. trans. Harold North Fowler. Cambridge, MA: Harvard University Press, 1966.
Popper, K. & Eccles, J.C. The Self and Its Brain. An Argument for Interactionism. New York: Springer, 1977.（『自我と脳』大村裕・西脇与作・沢田允茂訳、新思索社）
Provine, W. (ca. 1995). W. Provine (ca. 1995). Transcript of a public lecture given ca. 1995. Ring, K. "Miraculous Returns: Terminal Lucidity and the Work of Alexander Batthyány." Notes from the Ringdom. February 2022.
Ring, K. "Religious Wars in the NDE Movement: Some Personal Reflections on Michael Sabom's Light & Death." Journal of Near-Death Studies 18, no. 4 (2000): 215–244.
Ring, K., & Cooper, S. Mindsight: Near-death and Out-of-body Experiences in the Blind. iUniverse, 2008.
Ring, K., & Cooper, S. "Near-death and Out-of-body Experiences in the Blind: A Study of Apparent Eyeless Vision." Journal of Near-Death Studies 16, no. 2 (1997): 101–147.
Sabom, M. "Response to Kenneth Ring's 'Religious Wars in the NDE Movement: Some Personal Reflections on Michael Sabom's Light & Death.'" Journal of Near-Death Studies 18, no. 4 (2000): 245–271.
Sabom, M. "The Shadow of Death." Christian Research Journal 26, no. 2 (2003).
Sabom, M. B. "The Near-Death Experience: Myth or Reality? A Methodological Approach." Anabiosis: The Journal of Near-Death Studies 1 (1981): 44–56.

Sabom, M. B. Recollections of Death: A Medical Investigation. New York, NY: Harper and Row, 1982, 111–113.（『「あの世」からの帰還　臨死体験の医学的研究』笠原敏雄訳、日本教文社）
Sanders, M. A. Nearing Death Awareness: A Guide to the Language, Visions, and Dreams of the Dying. Jessica Kingsley Publishers, 2007.
Sartori, P. The Near-Death Experiences of Hospitalized Intensive Care Patients: A Five-year Clinical Study. Lewiston: Edward Mellen Press, 2008.
Savva, Louie. “Open Letter to Susan Blackmore,” 2006.
Searle, J. R. Wiederentdeckung des Geistes. Artemis & Winkler, 1994.（『ディスカバー・マインド！：哲学の挑戦』宮原勇訳、筑摩書房）
Sherrington, C. S. Man on His Nature. Cambridge: Cambridge University Press, 1951. Simmons, E. J. Pushkin. London: Oxford University Press, 1937.
Smart, J. C. “Religion and Science.” In The Encyclopedia of Philosophy vol. 7. New York, 1980.
Smith, K. A. “Edward Jenner and the Smallpox Vaccine.” Frontiers in Immunology 2, no. 21 (2011).
Spaemann, R. Personen: Versuche über den Unterschied zwischen “etwas” und “jemand.” Stuttgart: Klett-Cotta, 1996.
Stark, F. M. Perseus in the Wind. London: Cox & Wyman Ltd., 1948.
Swinburne, R. “Interview on Mind-Body-Dualism.” Science and Religion News, 2006.
Swinburne, R. Is There a God? Oxford University Press, 2010.
Tobias, S., & Everson, H. T. “Studying the Relationship Between Affective and Metacognitive Variables.” Anxiety, Stress, and Coping 10, no. 1 (1997): 59–81.
Tomberg, Valentin. The Art of the Good: On the Regeneration of Fallen Justice. New York: Angelico Press, 2021.
Turetskaia, B. E. & Romanenko, A. A. “Predsmertnye remissii v konechnykh sostoianiiakh shizofrenii [Agonal remission in the terminal stages of schizophrenia].” Journal of Neuropathology and Psychiatry 75 (1975): 559–562.
Van Lommel, P. Consciousness Beyond Life. New York: HarperCollins, 2010.
Van Lommel, P., Van Wees, R., Meyers, V., & Elfferich, I. Near-Death Experience in Survivors of Cardiac Arrest: A Prospective Study in the Netherlands. Routledge, 2017, 91–97.
Vik-Mo, A. O., Giil, L. M., Borda, M. G., Ballard, C., & Aarsland, D. “The Individual Course of Neuropsychiatric Symptoms in People with Alzheimer’s and Lewy Body Dementia: 12-Year Longitudinal Cohort Study.” The British Journal of Psychiatry 216, no. 1 (2020): 43–48.
Whitrow, M. “Wagner-Jauregg and Fever Therapy.” Medical History 34, no. 3 (1990): 294–310.
Wittneben, W. “Erziehung, Behandlung und Pflege Geistesschwacher. ” Geisteskrankenpflege (1934): 38.
Wooten-Green, R. When the Dying Speak: How to Listen to and Learn from Those Facing Death. Chicago: Loyola, 2001.
Zaleski, C. Otherworld Journeys: Accounts of Near-Death Experience in Medieval and Modern times. Oxford: Oxford University Press, 1988.

[原注]

第1章

1. G. A. Mashour, L. Frank, A. Batthyány, et al., "Paradoxical Lucidity: A Potential Paradigm Shift for the Neurobiology and Treatment of Severe Dementias," Alzheimer's and Dementia 15 (2019): 1107–1114.
2. K. Ring, "Miraculous Returns: Terminal Lucidity and the Work of Alexander Batthyány," Notes from the Ringdom (February 2022).
3. B. Greyson, After: A Doctor Explores What Near-Death Experiences Reveal About Life and Beyond (New York: Random House, 2021).
4. 「terminal lucidity（終末期明晰）」という言葉の発案者はミヒャエル・ナームである。それ以外では、「最後のお別れ」「最後の踏ん張り」「臨終前の回復（ラリー）」などと呼ばれることがある。
5. P. B. Medawar & Jean S. Medawar, The Life Science: Current Ideas of Biology (New York: HarperCollins Publishers, 1977), 22.（『ライフ・サイエンス　人間とその未来』野島徳吉・佐藤隆・武藤誠訳、パシフィカ）
6. C. S. Sherrington, Man on His Nature (Cambridge: Cambridge University Press, 1951), 92.

第2章

1. B. T. Mast, Second Forgetting: Remembering the Power of the Gospel During Alzheimer's Disease (Zondervan: 2014), 9.
2. F. M. Stark, Perseus in the Wind. (London: Cox & Wyman Ltd., 1948), 158.
3. Plato, Plato in Twelve Volumes, Vol. 1, trans. Harold North Fowler (Cambridge, MA: Harvard University Press, 1966).
4. 同上。
5. S. Begley, "Of Voodoo and the Brain," Newsweek VLIII, no 25 (2009).
6. Valentin Tomberg, The Art of the Good: On the Regeneration of Fallen Justice (New York: Angelico Press, 2021).
7. D. Hodgson (1994). "Neuroscience and Folk Psychology, an Overview," Journal of Consciousness Studies 1, no. 2 (1994): 205–216.
8. K. R. Popper and J. C. Eccles, The Self and Its Brain (New York/Berlin: Springer, 1977).（『自我と脳』大村裕・西脇与作・沢田允茂訳、新思索社）
9. J. C. Eccles, How the Self Controls Its Brain (New York: Springer, 1994).（『自己はどのように脳をコントロールするか』大野忠雄・齋藤基一郎訳、シュプリンガー・フェアラーク東京）
10. J. Lehrer, The Decisive Moment: How the Brain Makes up Its Mind (Canongate Books, 2009), 102–104.
11. J. J. C. Smart, "Religion and Science," in The Encyclopedia of Philosophy vol. 7 (New York: Academia, 1980), S.161.
12. P. Edwards, Reincarnation: A Critical Examination (Buffalo, NY: Prometheus Books, 2001), 286.（『輪廻体験　神話の検証』福岡洋一訳、皆神龍太郎監修、太田出版）
13. V. Crabtree, Emotions Without Souls: How Biochemistry and Neurology Account for Feelings, working paper (1999).
14. F. Crick, The Astonishing Hypothesis: The Scientific Search for the Soul (New York: Simon and Schuster, 1994), S.1f.（『ＤＮＡに魂はあるか　驚異の仮説』中原英臣・佐川峻訳、講談社）
15. W. Provine (ca. 1995). Transcript of a public lecture given ca. 1995.
16. ルイ・サヴァからスーザン・ブラックモアへの公開書簡（２００６年）。サヴァのウェブサイト（EverythingIsPointless.com）にはもう掲載されていないが、次のリンク先で閲覧できる。https://web.archive.org/web/20110923061215/http://www.everythingispointless.com/2006/11/conversation-with-susan-blackmore.html.

第3章

1. M. Nahm, Wenn die Dunkelheit ein Ende findet, Terminale Geistesklarheit und andere Phanomene in Todesnähe (Amerang: Crotona, 2012); M. Nahm et al, "Terminal Lucidity: A Review and a Case Collection," Archives of Gerontology and Geriatrics 55, no. 1 (2012): 138–142; M. Nahm, "Terminal Lucidity in People with Mental Illness and Other Mental Disability: An Overview and Implications for Possible Explanatory Models," Journal of Near-Death Studies 28, no. 2 (2009): 87.

2. O. Bloch (1903). Vom Tode (Berlin: Juncker, 1903), 545f.; as cited in M. Nahm, Wenn die Dunkelheit ein Ende findet, Terminale Geistesklarheit und andere Phanomene in Todesnähe (Amerang: Crotona, 2012), 13.
3. G. A. Mashour, L. Frank, A. Batthyány, et al. (2019), "Paradoxical Lucidity: A Potential Paradigm Shift for the Neurobiology and Treatment of Severe Dementias," Alzheimer's and Dementia 15 (2019): 1107–1114.
4. M. Nahm, Wenn die Dunkelheit ein Ende findet, Terminale Geistesklarheit und andere Phanomene in Todesnähe (Amerang: Crotona, 2012), 35.
5. As cited in J. Löhr, "Über das Wiedererwachen des Bewusstseins kurz vor dem Tode der Irren," Zeitschrift für die Staatsarzneikunde 55 (1848): p. 266f.
6. R. Leubuscher, "Wiederkehr des Bewußteins vor dem Tode einer Blödsinnigen," Medicinische Zeitung von dem Verein für Heilkunde in Preussen 48 (1848): 227; as cited in M. Nahm, Wenn die Dunkelheit ein Ende findet, Terminale Geistesklarheit und andere Phanomene in Todesnähe (Amerang: Crotona, 2012), 36.
7. R. Leubuscher, "Wiederkehr des Bewußteins vor dem Tode einer Blödsinnigen," Medicinische Zeitung von dem Verein für Heilkunde in Preussen 48 (1848): 228; as cited in M. Nahm, Wenn die Dunkelheit ein Ende findet, Terminale Geistesklarheit und andere Phanomene in Todesnähe (Amerang: Crotona, 2012), 36.
8. M. Nahm and B. Greyson, "The Death of Anna Katharina Ehmer: A Case Study in Terminal Lucidity," OMEGA—Journal of Death and Dying 68, no. 1 (2014): 77–87.
9. M. Nahm, Wenn die Dunkelheit ein Ende findet, Terminale Geistesklarheit und andere Phanomene in Todesnähe (Amerang: Crotona, 2012), 61.
10. W. Wittneben, Erziehung, Behandlung und Pflege Geistesschwacher. Geisteskrankenpflege 38 (1934): 153; as cited in M. Nahm, Wenn die Dunkelheit ein Ende findet, Terminale Geistesklarheit und andere Phanomene in Todesnähe (Amerang: Crotona, 2012), 63.
11. 同上。
12. M. Nahm and B. Greyson, "Terminal Lucidity in Patients with Chronic Schizophrenia and Dementia: A Survey of the Literature," The Journal of Nervous and Mental disease 197, no. 12 (2009): 942–944; M. Nahm,"Terminal Lucidity in People with Mental Illness and Other Mental Disability: An Overview and Implications for Possible Explanatory Models," Journal of Near-Death Studies 28, no. 2 (2009): 87.
13. A. S. Macleod, "Lightening Up Before Death," Palliative & Supportive Care 7, no. 4 (2009): 513.
14. E. J. Simmons, Pushkin (London: Oxford University Press, 1937), 422; Ibid.
15. M. Nahm et al, "Terminal Lucidity: A Review and a Case Collection," Archives of Gerontology and Geriatrics 55 (2012): 138–142.
16. S. Brayne, H. Lovelace, and P. Fenwick, "End-of-Life Experiences and the Dying Process in a Gloucestershire Nursing Home as Reported by Nurses and Care Assistants," American Journal of Hospice and Palliative Medicine 25, no. 3 (2008): 195–206.
17. A. S. Macleod, "Lightening Up Before Death," Palliative & Supportive Care 7, no. 4 (2009): 513–516.

第4章

1. E. Jenner, "On the Origin of the Vaccine Inoculation," The Medical and Physical Journal 5, no. 28 (1801): 505; K. A. Smith, "Edward Jenner and the Smallpox Vaccine," Frontiers in Immunology 2, no. 21 (2011).
2. J. Bering, "One Last Goodbye: The Strange Case of Terminal Lucidity," Scientific American blog (November 2014). https://blogs.scientificamerican.com/bering-in–mind/one-last-goodbye-thestrange-case-of-terminal-lucidity/. [2020年8月1日に確認]
3. V. E. Frankl, The Feeling of Meaninglessness: A Challenge to Psychotherapy and Philosophy, ed. Alexander Batthyány (Marquette University Press)(『虚無感について 心理学と哲学への挑戦』広岡義之訳、青土社); V. E. Frankl, "The Spiritual Dimension in Existential Analysis and Logotherapy," Journal of Individual Psychology 15, no. 2 (1959), 157.
4. V. E. Frankl, Metaklinische Vorlesungen (Wien: Viktor Frankl Archive, 1949).
5. E. Kübler-Ross, Leben und Sterben: Ein Vortrag (Tape). Telfs: Audiotex, 1989.
6. A. S. Macleod, "Lightening Up before Death," Palliative & Supportive Care 7, no.4 (2009): 513–516.

第5章

1. Mays, R. G., & Mays, S. B. "Explaining Near-Death Experiences: Physical or Nonphysical Causation?" Journal of Near-Death Studies 33, no. 3, (2015): 125–149; Mays, R. G., & Mays, S. B. "Near-Death Experiences: Extended Naturalism or Promissory Physicalism? A Response to Fischer's Article." Journal of Consciousness Studies 27 nos. 11–12, (2020):

222–236.

2. A. Batthyány, Foundations of Near-Death Research: A Conceptual and Phenomenological Map (Durham: IANDS Press, 2018).

第6章

1. R. A. Moody, Life After Life (Mockingbird Books, 1975).（『かいまみた死後の世界』中山善之訳、評論社ほか）
2. S. Parnia et al., "A Qualitative and Quantitative Study of the Incidence, Features and Aetiology of Near-Death Experiences in Cardiac Arrest Survivors," Resuscitation 48, no. 2 (2001): 149–156; P. Van Lommel et al. Near-Death Experience in Survivors of Cardiac Arrest: A Prospective Study in the Netherlands (Routledge, 2017), 91–97.
3. C. Zaleski, Otherworld Journeys: Accounts of Near-Death Experience in Medieval and Modern Times (Oxford University Press, 1988); M. Fox, Religion, Spirituality and the Near-Death Experience (Routledge, 2003).
4. R. Wooten-Green, When the Dying Speak: How to Listen to and Learn from Those Facing Death (Chicago: Loyola, 2001), 119. この事例とロン・ウートン＝グリーンの素晴らしい著書の存在を教えてくれたのはミヒャエル・ナームである。ナームの本のなかで紹介されていたのだ。

第7章

1. A. Batthyány and B. Greyson, "Spontaneous Remission of Dementia Before Death: Results from a Study on Paradoxical Lucidity," Psychology of Consciousness: Theory, Research, and Practice (2020).
2. G. A. Mashour, L. Frank, A. Batthyány, et al., "Paradoxical Lucidity: A Potential Paradigm Shift for the Neurobiology and Treatment of Severe Dementias," Alzheimer's and Dementia 15, no. 8 (2019): 1107–1114.
3. C. Y. Lim et al., "Terminal Lucidity in the Teaching Hospital Setting," Death Studies 44, no. 5 (2018): 285–291.

第8章

1. A. O. Vik-Mo, et al., "The Individual Course of Neuropsychiatric Symptoms in People with Alzheimer's and Lewy Body Dementia: 12-Year Longitudinal Cohort Study," The British Journal of Psychiatry 216, no. 1 (2020), 43–48.
2. B. E. Turetskaia and A. A. Romanenko,"Predsmertnye remissii v konechnykh sostoianiiakh shizofrenii [Agonal remission in the terminal stages of schizophrenia]," Journal of Neuropathology and Psychiatry 75 (1975): 559–562.
3. P. Fenwick and S. Brayne, "End-of-Life Experiences: Reaching Out for Compassion, Communication, and Connection—Meaning of Deathbed Visions and Coincidences," American Journal of Hospice and Palliative Medicine 28 (2011): 7–15; P. Fenwick, H. Lovelace, and S. Brayne, "Comfort for the Dying: Five-Year Retrospective and One-Year Prospective Studies of End-of-Life Experiences," Archives of Gerontology and Geriatrics 51 (2010): 173–179.
4. この部分は、ロン・ウートン＝グリーンの著書『When the Dying Speak（死にゆく者が語るとき）』から引用した。終末期の人々とのコミュニケーションの取り方や、とくに彼らの話を聞いて学びを得ることに関心のある方に本書を心からおすすめしたい。
5. M. A. Sanders, Nearing Death Awareness: A Guide to the Language, Visions, and Dreams of the Dying (Jessica Kingsley Publishers, 2007), 27.
6. A. S. Macleod, "Lightening Up Before Death," Palliative & Supportive Care 7, no.4 (2009): 516.
7. P. Fenwick and S. Brayne, "End-of-Life Experiences: Reaching Out for Compassion, Communication, and Connection—Meaning of Deathbed Visions and Coincidences," American Journal of Hospice and Palliative Medicine 28 (2011): 7–15.

第9章

1. B. A. Eldadah, E. M. Fazio, and K. A. McLinden, "Lucidity in Dementia: A Perspective from the NIA," Alzheimer's & Dementia 15, no. 8 (2019): 1104–1106.
2. William Munk, Euthanasia: or Medical Treatment in Aid of an Easy Death (London: Longmans, Green and Co., 1887), 34–37.
3. Happich 1932, cited in: M. Trost (1983). Friedrich Happich. Self-published booklet; English translation in M. Nahm & B. Greyson, "The Death of Anna Katharina Ehmer: A Case

Study in Terminal Lucidity." OMEGA—Journal of Death and Dying 68, no. 1 (2014): 77–87.
4. W. James, "Address of the President Before the Society for Psychical Research," Science 3, no. 77 (1896): 881–888.
5. P. F. Cunningham, "Are Religious Experiences Really Localized within the Brain? The Promises, Challenges, and Prospects of Neurotheology," The Journal of Mind and Behavior (2011): 223–249.

第10章
1. G. A. Mashour, L. Frank, A. Batthyány, et al. (2019), "Paradoxical Lucidity: A Potential Paradigm Shift for the Neurobiology and Treatment of Severe Dementias," Alzheimer's and Dementia 15 (2019): 1107–1114.
2. B. Greyson, Panel Discussion, "Beyond the Mind-Body Problem: New Paradigms in the Science of Consciousness," United Nations, New York (September 11, 2008).

第11章
1. K. Ring and S. Cooper, "Near-Death and Out-of-Body Experiences in the Blind: A Study of Apparent Eyeless Vision," Journal of Near-Death Studies 16, no. 2 (1997): 101–147; K. Ring and S. Cooper, Mindsight: Near-Death and Out-of-Body Experiences in the Blind (iUniverse, 2008).
2. M. Nahm, Wenn die Dunkelheit ein Ende findet, Terminale Geistesklarheit und andere Phanomene in Todesnähe (Amerang: Crotona, 2012), 184.
3. R. Noyes Jr. and R. Kletti (1976). "Depersonalization in the Face of Life-Threatening Danger: A Description," Psychiatry 39, no. 1 (1976), 19–27; R. Noyes Jr. and R. Kletti, "Depersonalization in the Face of Life-Threatening Danger: An Interpretation," OMEGA—Journal of Death and Dying 7, no. 2 (1976), 103–114; G. Carruthers, "Confabulation or Experience? Implications of Out-of-Body Experiences for Theories of Consciousness," Theory & Psychology 28, no. 1 (2018), 122–140; P. R. Martens, "Near-Death Experiences in Out-of-Hospital Cardiac Arrest Survivors: Meaningful Phenomena or Just Fantasy of Death?," Resuscitation 27, no. 2 (1994), 171–175.
4. Cf. M. Cox-Chapman, The Case for Heaven: Near-Death Experiences as Evidence of the Afterlife (Putnam, 1995).

第12章
1. B. Greyson, "Implications of Near-Death Experiences for a Post-materialist Psychology," Psychology of Religion and Spirituality 2 (2010): 37–45.
2. B. Greyson, "Implications of Near-death Experiences for a Post-materialist Psychology," Psychology of Religion and Spirituality 2 (2010): 37.
3. M. Sabom, "The Shadow of Death," Christian Research Journal 26, no. 2 (2003); see also M. Sabom, "The Near-Death Experience: Myth or Reality? A Methodological Approach," Anabiosis: The Journal of Near-Death Studies 1 (1981), 44–56.
4. 同上。
5. M. Sabom, Recollections of Death: A Medical Investigation (New York: Harper and Row, 1982), 111–113. (『「あの世」からの帰還　臨死体験の医学的研究』笠原敏雄訳、日本教文社)
6. P.Sartori, The Near-Death Experiences of Hospitalized Intensive Care Patients: A Five-year Clinical Study (Lewiston: Edward Mellen Press, 2008).
7. E. W. Kelly, B. Greyson, and I. Stevenson, "Can Experiences Near Death Furnish Evidence of Life After Death?" OMEGA—Journal of Death and Dying 40, no. 4 (2000): 513–519.
8. J. M. Holden, "Veridical Perception in Near-Death Experiences," in J. M. Holden, B. Greyson, & D. James (eds.), The Handbook of Near-Death Experiences: Thirty Years of Investigation (2009), 185–211.
9. N. M. Dudukovic, E. J. Marsh, and B. Tversky, "Telling a Story or Telling it Straight: The Effects of Entertaining Versus Accurate Retellings on Memory," Applied Cognitive Psychology 18, no. 2 (2004), 125–143.
10. K. Ring, "Religious Wars in the NDE Movement: Some Personal Reflections on Michael Sabom's Light & Death," Journal of Near-Death Studies 18, no. 4 (2000), 215–244; A. S. Gibson, "Religious Wars or Healthy Competition in the NDE Movement?," Journal of Near-Death Studies 18, no. 4 (2000), 273–276; M. Sabom, "Response to Kenneth Ring's 'Religious Wars in the NDE Movement: Some Personal Reflections on Michael Sabom's Light & Death.'" Journal of Near-Death Studies 18, no. 4 (2000), 245–271.
11. E. W. Kelly, B. Greyson, and E. F. Kelly, "Unusual Experiences Near Death and Related Phenomena," in E. F. Kelly et al, Irreducible Mind (Lanham, MD: Rowman & Littlefield, 2007), 386.

12. J. E. Owens, E. W. Cook, and I. Stevenson, "Features of 'Near-Death Experience' in Relation to Whether or not Patients Were Near Death," The Lancet (1990), 336, 1175–1177.

第13章

1. A. Batthyány, "Complex Visual Imagery and Cognition During Near-Death Experiences," Journal of Near-Death Studies 34, no. 2 (2015), 65–83.

第14章

1. S. Tobias and H. T. Everson, "Studying the Relationship Between Affective and Metacognitive Variables," Anxiety, Stress, and Coping 10, no. 1 (1997), 59–81; A. Koriat and R. Levy-Sadot, "Processes Underlying Metacognitive Judgments: Information-Based and Experience-Based Monitoring of One's Own Knowledge," In: S. Chaiken & Y. Trope (Eds.), Dual-Process Theories in Social Psychologe. New York: The Guildford Press (pp. 483–502).(1999).
2. W. James, "Subjective Effects of Nitrous Oxide," Collected Essays and Reviews (London: Longmans, Green and Company, 1920).
3. 同上。

第15章

1. Elitzur, A. C. "Consciousness Can No More Be Ignored." Journal of Consciousness Studies 2, no. 4 (1995): 353–357.
2. A. Huxley, The Doors of Perception: And Heaven and Hell (London: Chatto and Windus, 1954).（『知覚の扉』河村錠一郎訳、平凡社）
3. リチャード・スウィンバーン（オックスフォード大学）、ジョン・C・エックルス（オックスフォード大学およびメルボルン大学）、ジョン・ベロフ（エディンバラ大学）、チャールズ・タリアフェロ（聖オラフ大学）、ダニエル・N・ロビンソン（ジョージタウン大学）、ウィリアム・ハスカー（エディンバラ大学）、ウヴェ・マイクスナー（レーゲンスブルク大学）、ジェフリー・マデル（エディンバラ大学）、ジョン・フォスター（オックスフォード大学）、マーク・C・ベイカー（ラトガース大学）、スチュワート・ゲッツ（アーサイナス大学）、ディーン・ジマーマン（ラトガース大学）などが、緻密な二元論あるいは非唯物論的な意識の理論に取り組んでいる。興味のある読者は、こうした研究者の著作に当たってみてほしい。

第16章

1. J. C. Eccles, The Human Psyche: The Gifford Lectures, University of Edinburgh 1978–1979 (New York: Springer Science, 2012).

第17章

1. V. E. Frankl, Man's Search for Meaning (New York: Simon and Schuster, 1985).（『夜と霧』池田香代子訳、みすず書房）
2. ルイ・サヴァからスーザン・ブラックモアへの公開書簡（２００６年）。サヴァのウェブサイト（EverythingIsPointless.com）にはもう掲載されていないが、次のリンク先で閲覧できる。https://web.archive.org/web/20110923061215/http://www.everythingispointless.com/2006/11/conversation-with-susan-blackmore.html.
3. D. Lindley, "Response to Robert Lanza," available at: http://www.usatoday.com/ tech/science/2007–03–09-lanza-response_N.htm. ［２０２０年11月21日に確認］

ブックデザイン　金澤浩二
翻訳協力　株式会社リベル　http://liber-ltd.com/
ＤＴＰ　エヴリ・シンク
校正　あかえんぴつ

【著者略歴】

アレクサンダー・バティアーニ博士
（Alexander Batthyány, PhD）

ブダペスト、パズマニー・ペーテルカトリック大学の理論心理学および人格主義研究研究所（Research Institute for Theoretical Psychology and Personalist Studies）所長。ウィーンのヴィクトール・フランクル研究所所長。また、モスクワ精神分析研究所の客員教授として実存的心理療法を教える。著書・編書は15冊以上あり、学術的な著作は10か国語に翻訳されている。日本を含め、世界各地での講演経験も多数。現在はウィーンとハンガリーの地方の二拠点で暮らしている。

【訳者略歴】

三輪美矢子
（みわ・みやこ）

英日翻訳者。国際基督教大学教養学部卒業。訳書に、ジュリエット・ファント著『WHITE SPACE 仕事も人生もうまくいく空間時間術』、ジム・クウィック著『LIMITLESS 超加速学習』（以上、東洋経済新報社）、オリヴィア・リームス著『STRESS FREE ネガティブな感情を力に変える ケンブリッジ大学の研究者が明かす科学的に正しいシンプルな63のメソッド』（ポプラ社）などがある。

死《し》の前《まえ》、「意識《いしき》がはっきりする時間《じかん》」の謎《なぞ》にせまる
「終末期明晰《しゅうまつきめいせき》」から読《よ》み解《と》く生《せい》と死《し》とそのはざま

2024年 3月21日　初版発行

著／アレクサンダー・バティアーニ
訳／三輪《みわ》 美矢子《みやこ》

発行者／山下 直久

発行／株式会社KADOKAWA
〒102-8177　東京都千代田区富士見2-13-3
電話 0570-002-301（ナビダイヤル）

印刷所／大日本印刷株式会社
製本所／大日本印刷株式会社

●お問い合わせ
https://www.kadokawa.co.jp/（「お問い合わせ」へお進みください）
※内容によっては、お答えできない場合があります。
※サポートは日本国内のみとさせていただきます。
※Japanese text only

定価はカバーに表示してあります。

ISBN 978-4-04-606720-3　C0047